Le corps comme laboratoire

Éthique et pratique médicale

fondée par Richard Moreau
Collection dirigée par Roger Teyssou

La collection « Éthique et pratique médicale » est une tribune qui permet à tous les acteurs du monde de la santé, professionnels, enseignants, administrateurs, économistes et patients d'exposer leurs opinions, de décrire leur expérience et de proposer des solutions aux problèmes posés par une profession en pleine mutation, et ce en toute indépendance et en conformité avec la déontologie et les bonnes pratiques médicales.

Dernières parutions

Pauline HAULTCOEUR, *Stop la prise de tête avec mon assiette ! Mon histoire à propos des Troubles du Comportement Alimentaire (TCA)*, 2025.
Jean-Michel PELLAT, *La matière et son éminence grise. Des expériences de mort imminente à l'énigme de la conscience*, 2024.
Roch MYLAN ETOU, *Honneurs à la mathématique, Regard épistémologique sur la mathématique*, 2024.
Pierre-Marie TEBEU, *Mes grands pas en gynécologie*, 2024.
Pierre-Marie TEBEU, *Mes grands pas en obstétrique*, 2024.
Sophie GUGLIELMONI, *Soutenir les mineurs isolés face au psychotraumatisme. Une éthique relationnelle à l'aide sociale à l'enfance,* 2024.
Marie-Caroline LAÏ, *Éthique, Intelligence Artificielle et santé. Pour la construction d'un cadre éthique opérationnel*, 2024.
Jacques JAUME et Nathalie RIVIÈRE, *L'Accompagnée*, 2024.
Éric BASEILHAC, *Mythologie du médicament*, 2024.
Mohamed Naceur KRIFI, *L'Homo-cobayeur. Expérimentations médicales* in*humaines*, 2024.
Olivier NKULU KABAMBA, *Le cancer et la sorcellerie. Narration d'un malentendu étiologique et clinique en médecine*, 2024.
Jacques JAUME et Nathalie RIVIÈRE, *Voyage au cœur du deuil,* 2023.
Michel BOLLA, *Cancer et parcours de soins, L'odyssée du malade*, 2023.

Sous la direction de
Ali Recham

Le corps comme laboratoire

L'Harmattan

5-7, rue de l'École-Polytechnique ; 75005 Paris

http://www.editions-harmattan.fr

ISBN : 978-2-336-52797-0

EAN : 9782336527970

Introduction

Du corps à l'anthropologie du corps comme méthode et champ disciplinaire

Ali Recham

« O mon corps, fais de moi toujours un homme qui interroge ! »[1].

On vole avec ses rêves, on s'élève par ses idées et on tombe toujours sur son corps, subi quand tout va mal et aussitôt oublié dans la légèreté du bien-être, invisible dans la familiarité de la majorité et accru par le regard interrogateur de la différence, souvent non assumée, d'où l'expression de minorités visibles. Il est glorifié quand il revêt les valeurs de la modernité comme la beauté, la minceur, la jeunesse, la santé et la musculature, et il tombe en disgrâce dès qu'il réveille en nous l'inquiétante étrangeté comme dans la vieillesse, la maladie, le handicap, la laideur, la défiguration et tous les écarts discréditables. La modernité réécrit le monde avec les majuscules qu'elle a choisies, B comme beauté, S comme santé parfaite et sportif, J comme jeune, elle pratique la lipogrammation des lettres discordantes, l comme laid, g comme gros, v comme vieux. Pour échapper à l'effacement et avoir droit au chapitre dans sa copie parfaite, les gens, surtout les jeunes filles, sans exclure les garçons ni les personnes âgées, de plus en plus nombreux, se soucient de leur corps, s'infligent des régimes d'amaigrissement, travaillent leur apparence et s'embellissent afin de s'insérer dans des modèles esthétiquement célébrés.

[1] F. Fanon., *Peau noire, masques blancs,* Paris, Éditions du Seuil, 1952, p. 188.

Au risque d'affirmer encore une fois une évidence, maintes fois dite, écrite ou pensée, notre existence est corporelle, autrement dit le corps est le support de la vie dans ce monde. Il est à la fois intériorités imbriquées et décors plutôt un habit comme se le représentent certaines tribus amérindiennes d'après Ph. Descola. Il s'inscrit dans une toile relationnelle complexe, tel un sismographe il enregistre les vibrations du temps qui s'écoule en lui et le façonne, et à son tour, le corps traduit le monde à son image, c'est la raison pour laquelle il y a autant de traductions qu'il y a de corps. Il était déjà là, à l'état embryonnaire, avant que la personne ne s'installe en lui, et sera encore là, comme cadavre, après son absence, le corps omniprésent, antérieur et ultérieur à la vie humaine.

Après le désenchantement de l'au-delà et l'avènement de l'individualisme en Occident, le corps, l'incarnation de la promesse de domination du monde portée par les Lumières, s'impose comme le théâtre de la mise en scène de la vie quotidienne. Le corps est la source de toutes les pratiques sociales, les rituels s'articulent à lui, tous les sens en sortent et y mènent, c'est en lui et par lui que nous existons, nous n'avons d'autre choix que d'habiter corporellement le monde de surcroît, que notre vécu est davantage tourné vers l'extériorité et l'apparence. Il est le but de la vie fondée sur la matière. Tout comme l'âme censée échapper à la mort, le corps (d'ailleurs il lui substitue), est l'objet de salut[1] de notre modernité dans le sens étymologique et théologique du terme. En dehors de lui, c'est l'abîme. Peut-être pas ! Puisqu'il est notre limite, il restreint nos possibilités d'appropriation du monde. Il s'expose à la fatigue, au sommeil, à la maladie, à la vieillesse ainsi qu'à d'autres imperfections. Tombé bien

[1] « …tout témoigne aujourd'hui que le corps est devenu *objet de salut* » (Baudrillard, 1970, p. 200).

bas dans certaines traditions philosophiques, le corps, cette part maudite et défectueuse, le symbole de l'inachèvement du monde, subit une mutation anthropologique, passe de l'image de brouillon à celle d'accessoire (Le Breton, 2011). C'est par cette brèche, associée au désir de l'immortalité aussi vieux que le monde illustré par l'épopée de Gilgamesh, que certaines philosophies extrêmes contemporaines, en l'occurrence le transhumanisme très critique à l'égard de la modernité, le condamnent à la disparition. La technoscience écrit et revendique la chronique de sa liquidation annoncée (Le Breton, 2013). Quand le support tombe en disgrâce qu'advient-il de la vie qu'il supporte ? Garde-t-elle encore le même sens depuis le passage du corps-sujet au corps-accessoire, voire possède-t-elle simplement un sens ? Bien qu'elles méritent d'être posées, ces questions ne sont pas notre préoccupation dans ce travail.

L'omniprésence du corps était préjudiciable à la naissance de la sociologie du corps dont la construction comme discipline était impensable avec un objet de recherche si évident[1], d'autant plus occulté par le père de la sociologie française, E. Durkheim. L'évidence, c'est ce qui résiste à la déconstruction, un passage obligé à toute méthode scientifique. Il ne s'agit pas ici seulement de s'étonner de la familiarité de l'autre, car cette tâche est moins ardue que de s'étonner de soi-même, c'est-à-dire de passer au crible ses propres sens construits autour de sa condition corporelle. Comme s'il voulait lui faire passer le test d'homologation épistémologique J.-M. Berthélot

---

[1] J. Baudrillard questionne l'évidence du corps et il répond par une négation incertaine. « Le corps n'est-il pas l'évidence même ? Il semble que non : le statut du corps est un fait de *culture* » (Baudrillard, 1970, p. 200). Certes, le corps s'exprime dans des codes socioculturels, encore fallait-il les interroger et les déconstruire pour montrer leur inévidence.

soulève de nombreux écueils et remarques négatives : le corps est suspect, il est un phénomène de mode, il exerce un effet de fascination, il reflète des fantasmes des chercheurs, pourquoi la sociologie du corps ? La sociologie du corps a-t-elle un sens ? (Berthélot, 1983). Quant à L. Boltanski, sous un autre angle, dans le sillage de l'approche bourdieusienne il lui reproche l'incertitude de son objet de recherche et de sa méthode. « La sociologie du corps paraît condamnée à reproduire l'objet des sciences auxquelles elle emprunte ses méthodes et ses techniques et tend à se confondre avec les disciplines dont elle prétend pourtant s'affranchir » (Boltanski, 1971, p. 206). Pour montrer le champ confus et étendu de l'hypothétique sociologie du corps, il la compare, non sans dérision, à l'océanographie, aux sciences de l'alimentation, à l'hygiène sociale « …parce que son objet d'études est seulement désigné sans être systématiquement construit, la sociologie du corps paraît s'enfermer dans les débats et les querelles qui concernent la définition de son champ d'application » (Boltanski, 1971, p. 205).

Ces remarques soulèvent bien un paradoxe, du moins en apparence, autant le corps est partout, il va de soi, autant la sociologie du corps est nulle part, elle relève de l'insensé. Le champ de cette dernière était confus et son émergence faisait problématique « …la sociologie, en tant que discipline particulière au sein des sciences sociales, n'a jamais déterminé un champ de recherches dont l'objet central serait le corps » (Berthélot, 1985, p. 1).

Tous ces questionnements pointent du doigt la difficile voire l'impossible naissance de la sociologie du corps. Même s'ils révèlent la présence du savoir sociologique du corps dès le début de la sociologie voire des connaissances globales sur le corps dans les disciplines voisines comme la psychologie, la psychanalyse, les sciences de l'éducation, la philosophie et l'économie… ils contribuent, même de manière indirecte, plus tard, à l'élaboration de la sociologie du corps. Toutefois, ces phrases et métaphores à connotation péjorative montrent que la sociologie du corps n'est pas une spécialité comme les autres à l'instar de la sociologie du travail, de l'éducation, de la religion... Sa construction n'est pas une mince affaire. De nombreux écueils attendent les pionniers. Celui qui s'y aventure doit s'armer de patience et d'intelligence créative pour relever le défi.

Le corps, l'évident insaisissable, le familier étranger, le même et le différent, change de sens selon l'angle de vue que l'on porte sur son champ physique et sémantique. Au moment où il cesse d'être une évidence, c'est-à-dire déconstruit, questionné, analysé comme objet d'étude en sciences humaines et sociales, il devient presque une religion. La modernité met davantage l'accent sur la corporéité. C'est auprès du corps, le support de l'homme, que l'univers trouve sa stabilité. La civilisation occidentale s'est construite autour du paradigme du corps. Celui-ci porte mieux ses valeurs : l'apparence, la performance, l'éphémère, l'immédiateté, la consommation...

Les premiers textes en sociologie du corps, plutôt en savoir anthropologique du corps, étaient épars et sans suite. Les sociologues et anthropologues qui se sont penchés sur cette question n'avaient ni l'objectif de se spécialiser ni le projet d'en faire une discipline. Le corps était pour eux un sujet parmi d'autres dont ils se désintéressaient plus tard pour se consacrer à d'autres thèmes. Aujourd'hui, la sociologie du corps est reconnue. Elle est enseignée dans de grandes universités. Elle a un fondateur. En tout cas, en France, on ne peut parler de sociologie du corps sans que le nom de D. Le Breton ne lui soit associé. Il met en avant sa dette envers Marcel Mauss et lui attribue, en guise de reconnaissance, la paternité de la sociologie du corps. Certes, les textes *Les techniques du corps* (Mauss, 1950) et *L'expression obligatoire des sentiments* (Mauss, 1968) sont à la fois subtils et visionnaires, encore qu'il faille avoir la lucidité de les situer dans leur contexte historique, mais l'écho de ces contributions retentit davantage comme références citées et commentées dans les œuvres de D. Le Breton. Qui a entendu parler des travaux sur la mort et la main droite de R. Hertz[1] ? Que des chercheurs hyperspécialisés, n'étaient la référence et les citations de D. Le Breton.

L'ouvrage *L'anthropologie du corps et modernité,* publié pour la première fois aux éditions PUF en 1990, salué par G. Balandier, fait date dans l'histoire de la sociologie en général et de la sociologie du corps en particulier. Il n'est pas seulement une boîte à outils pour l'auteur comme il se plaît à le dire, mais une méthode, un style[2] et de nombreux thèmes appelés à devenir plus tard

[1] Cet anthropologue est décédé jeune. Ses principales études sont réunies dans l'ouvrage *Sociologie religieuse et folklore*, Paris, PUF, 1970.

[2] Il s'agit d'une méthode pluridisciplinaire et transversale. A l'opposé des approches étroites défendues comme des chasses gardées, celle-ci ouvre grands les éventails pour prendre des hauteurs de vue. Tous les regards disciplinaires sont invités, mobilisés et braqués sur la thématique à traiter. La sociologie, l'anthropologie, l'ethnologie, le cinéma, la psychologie, la littérature (roman, poésie et théâtre), la philosophie, les témoignages, les récits de voyage, l'art, les ressources de nombreuses langues et cultures, la théologie et bien d'autres matériels apportent de l'eau au moulin. Les écrits, parfois inclassables, bousculent les normes académiques, car aucune frontière ne peut contenir l'immensité du savoir dans le cadre d'une seule discipline. Ils sont très documentés, nourris du sensoriel et s'insèrent dans une phénoménologie peu conceptuelle. Ils se proposent d'accompagner le lecteur sans prétention aucune à la maîtrise. Le style est digne des œuvres littéraires de qualité. Il s'inscrit dans la tradition des grands anthropologues stylistes français tels que C. Lévi-Strauss, G. Balandier, J. Duvignaud, R. Caillois et bien d'autres ciseleurs de la phrase claire, concise, complète et élégante.

des livres entiers pour constituer le savoir nécessaire à l'émergence de cette discipline. Il n'est pas inutile de préciser qu'il a rencontré un succès éditorial, plusieurs fois édité, remanié et augmenté, de même qu'il s'est imposé comme une référence universitaire incontournable en sciences sociales dans les recherches sur le corps. Grâce aux chantiers entrepris dans cet ouvrage promu au rang de classique, David Le Breton a ouvert la voie à de nombreux chercheurs.

La sociologie du corps est à la fois une vision du monde et une méthodologie. Elle est une grille de lecture, elle interprète le monde toujours changeant et insaisissable dans l'écheveau de l'existence réelle et les trames du mouvement. Elle est aux antipodes de ce que j'appelle le syndrome de l'horloge. Celle-ci est, à mon sens, une conceptualisation du temps, par extrapolation, elle est le prototype de toute abstraction. Il y a ceux qui lisent la réalité à travers le prisme de la mécanique froide de l'engrenage et réduisent le monde à la précision chiffrée, tandis que l'anthropologie du corps nous enjoint de nous frotter au terrain avec le déploiement des cinq sens. L'anthropologue n'affronte pas le monde seulement avec son cerveau supposé neutre et objectif, mais avec sa sensibilité pétrie dans sa culture, son histoire et son éducation.

Réfractaire à toute tentative de distanciation, l'union de deux chairs, celle du monde et celle de l'anthropologue ou du sociologue, ici employées de manière indistincte, est une condition indispensable pour que ces derniers fassent leur immersion sensorielle au sein du monde pour reprendre l'expression de D. Le Breton. À l'entame de son ouvrage *La saveur du monde*, comme pour jeter les jalons épistémologiques de son vaste chantier intellectuel, il précise : « L'anthropologie des sens implique de se laisser immerger dans le monde, d'être dedans, non devant, et sans se départir d'une sensualité venant alimenter l'écriture et l'analyse » (Le Breton, 2006, p. 13).

Conscient que la quintessence passe entre les mailles de la représentation statistique, l'anthropologue du corps se propose de déchiffrer le monde, de le comprendre avec du sens comme clé de voûte. Le temps réel ne s'écoute pas à travers le tic-tac de la trotteuse ni la rotation des aiguilles, il se vit, se touche, se sent, se voit, s'éprouve dans la chair, et, pour rester dans notre domaine, à l'instar de la marche, du jeu, des expressions du visage, du rire, des rides de vieillesse, du toucher, des odeurs et de tout ce qui se passe dans les interactions sociales et se résume dans les affres et les saveurs du monde. Complexe et fuyante, la réalité ne se donne jamais ni le premier soir, ni au premier venu, elle se moque des logiques du tout ou rien, du blanc ou noir, elle s'offre à nous par bribes ou par fragments, elle récompense les patients, ceux qui font preuve d'humilité, elle déçoit ceux qui veulent tout à tout prix. La réalité se donne à la traduction tout comme elle se donne à la trahison. L'anthropologue, à l'instar de tout être humain, ne peut traduire le monde sans le trahir. À défaut de déroger à l'adage et reproduire une copie fidèle et parfaite de la réalité, cette tentative est, d'ailleurs, d'emblée vaine, il est attendu du chercheur d'être lucide sur sa trahison du sens, c'est-à-dire d'être conscient de ses parts d'infidélités au monde auquel il est confronté. Chacun traduit le monde à sa manière selon l'univers de sa sensibilité. Le secret du monde se découvre par extraits. Il faut sans cesse traduire. La confrontation de nombreuses traductions est nécessaire pour saisir la complexité du monde fuyant.

Le corps comme laboratoire est un titre taillé trop grand, non pas au regard de la qualité des textes, les contributions ici présentées sont de haute facture, mais par rapport au volume. Il aurait été souhaitable d'analyser plus de pratiques sociales liées au corps pour explorer davantage de possibilités d'épreuves du monde. Hélas, de nombreuses promesses se sont éteintes dans la trahison du temps. Néanmoins, le titre se justifie par l'ambition, il est un chantier qui invite d'autres travaux futurs à s'y inscrire. Il est également utile de préciser que le mot laboratoire ne renvoie pas à une connaissance objective et se désintéresse de la neutralité, mais il désigne le lieu fait de chair et de sens où se déplie l'infinité d'expériences du monde.

Le corps est le fil conducteur de cet ouvrage. Il est également le détour qui permet et promet de saisir quelques pratiques sociales. Le détour est loin d'être un tracé sinueux que l'on emprunte par extravagance, il est un artifice très subtil pour faire exploser le sens et frapper l'imagination du lecteur ou de l'auditeur. On disait tantôt le chacal, tantôt Djeha, personnage légendaire dans le monde arabo-musulman, selon les variantes du conte et selon les régions, à qui on a posé la question suivante : « Elle est où votre oreille ? ». Avec son bras droit passé au-dessus de sa tête, il a touché son oreille gauche et il a répondu : « La voici ». Sans ce détour, personne n'aurait consigné l'acte ou pris la peine de le transmettre de génération en génération. Le propre du détour est de questionner même les évidences et d'aller au-delà de la crainte inhibitrice du ridicule pour s'étonner des banalités. Plutôt que d'enterrer les anecdotes les plus insignifiantes, il les ouvre béantes et invite l'imagination des lecteurs à y entrer par le plus grand nombre de voies d'interprétation. Le détour dresse et redresse le pourquoi résistant à l'usure du temps et au gommage de l'oubli. Il invite chaque génération à méditer sur des faits anciens, parfois insignifiants, comme s'ils étaient des prouesses qui venaient de se produire.

Sans tomber dans la dichotomie ni céder à la facilité de la schématisation, je peux toutefois dire que la société algérienne traverse une phase de transition ; selon la typologie de L. Boltanski, elle passe de la ritualisation du corps à des productions corporelles. Elle s'individualise davantage, l'exode rural et l'installation des modes de vie urbains dans des zones rurales sont des exemples parmi tant d'autres. À mesure que le processus d'individualisation s'installe et que les traditions populaires et religieuses se relâchent, le corps prend de l'ampleur et s'impose comme une valeur incontournable dans la vie quotidienne de la population. L'appropriation du corps va de pair avec la désappartenance sociale et la baisse des pratiques rituelles. Le corps, la grandeur de l'Occident, s'érige dans les sociétés dites naguère traditionnelles en sextant par lequel on mesure son degré d'être moderne ou occidentalement civilisé. Il donne à l'individu son ancrage, après le détachement des amarres qui le lient à son groupe social. Le souci de soi domine le capital culturel construit autour des valeurs ancestrales. À l'honneur, la famille, la bonté et la vieillesse (car un proverbe ancien disait qu'une famille privée de vieux est mal conseillée), on oppose le corps, l'individu, la beauté et la jeunesse. L'immédiateté prend le dessus sur l'épaisseur de l'histoire. La religion censée travailler l'intériorité se vit au mode de l'éphémère et de l'exhibition. Sa prolifération n'épargne aucun segment de la société, au point que toutes les questions quotidiennes et existentielles se déversent dans la croyance, et la plupart des gens, instruits ou non, se convertissent en prédicateurs de circonstance ou agitateurs par procuration à l'aide de prêches d'orateurs zélés partagés à outrance sur les réseaux sociaux. La religiogisation du social, bien qu'elle tire sa force des références aux sources de l'islam, le Coran et le *hadith*, n'est pas étrangère au lexique de la modernité ; au contraire elle se l'approprie par un travail de bricolage. De nombreux textes religieux sont jaugés à l'aune de la bonne santé, au point que souvent le licite se confond avec la santé et l'illicite est tout ce qui conduit à la maladie. La vision binaire ancestrale licite/illicite (*halal/haram*) est renforcée par son pendant moderne simplifiée dans l'opposition manichéenne santé/maladie. La religion se saisit du corps comme objet de consommation et le met en scène dans la vie quotidienne. Le corps polarise toutes les pratiques et discours sur la diététique, la mode, la liberté, l'émancipation, le soin, la jeunesse, la beauté, la foi, l'image en l'occurrence du pieux, etc.

Le port du pantalon, généralisé en Algérie à l'instar de tous les pays du monde, n'est jamais une histoire banale, même en Occident (Bard, 2010)[1]. Il y a quelques décennies, jeune, j'entendais certains célibataires en âge de se marier jurer ne pas épouser une fille vêtue d'un pantalon. Sans parler des personnes âgées qui jadis parodiaient et déconsidéraient la personne qui le portait, ni des fondamentalistes qui expliquent le dérèglement climatique par la colère de Dieu provoquée, entre autres, par les jambes de femmes exhibées. Sous ou sans le *hijab,*

[1] Puisque les anecdotes agrémentent l'histoire, il n'est pas inutile d'en relater une. En France, une ordonnance du 7 novembre 1800, connue sous le nom de l'ordonnance du préfet de police Dubois n°22 du 16 brumaire an IX, interdisait aux femmes le port du pantalon afin de les empêcher de se travestir en homme. Celles qui devaient le porter de manière exceptionnelle, pour des raisons de santé, se déplacer à cheval ou à vélo devaient se munir d'une autorisation des autorités sous peine d'être arrêtées et conduites à la préfecture de police. Même obsolète, cette ordonnance n'est pas supprimée jusqu'au XXIème siècle malgré des remous sporadiques. Après de nombreuses demandes d'abrogation exprimées dès 1969 par des députés, sénateurs, ministres et associations, cette ordonnance est déclarée implicitement abrogée car incompatible avec la Constitution française et les traités européens, le 1er janvier 2013 suite à l'argumentaire de la ministre des droits des femmes, Najat Vallaud-Belkacem. (Bard, 2010, p. 439.

ou encore porté comme une tenue religieuse avec une tunique et un foulard, le pantalon, collé à la peau, séparant et montrant les parties inférieures du corps, exprime une certaine idée d'émancipation, de liberté et d'image du corps. Quand le vêtement exhibe les proportions, G. Vigarello dit que l'anatomie commande l'habit et non pas le contraire comme autrefois.

Le *label* 'fille de famille' associé à l'honneur, autrefois sacralisé, séduit aujourd'hui de moins en moins de prétendants. Il cède la place à l'investissement personnel, d'où l'importance donnée aux formations diplômantes et à l'apparence travaillée dans des salons de coiffure et salles de sport où on se sculpte pour ressembler aux canons de beauté. Le mariage n'est plus un destin social pour tous. Le taux de célibat choisi ou subi est en augmentation. Les facteurs socioculturels ne s'opposent plus au contrôle des naissances, voire la conjoncture économique actuelle et les aspirations des nouveaux couples incitent à la limitation de la natalité. Le gras, jadis synonyme d'aisance matérielle, d'insouciance et de beauté, est actuellement discrédité et combattu. La vieillesse n'est plus une antichambre de la mort, mais un ultime moment de la vie qu'il faut vivre pleinement en espérant que la mort soit la plus tardive et soudaine, c'est-à-dire sans souffrance.

La multiplication des cliniques privées, l'acquisition de matériels médical et sportif dans les maisons, la prolifération de l'usage des appareillages et des dispositifs médicaux, les importantes sommes d'argent dépensées dans les soins, les produits cosmétiques et les vêtements de mode, ainsi que le temps consacré à sa santé et à sa toilette, soutiennent la thèse du souci de soi dans le sens de s'appartenir à soi-même, d'être soi. Le corps n'est plus tout à fait un destin à subir mais une copie à travailler soigneusement, n'étaient les freins de l'insuffisance matérielle et la faiblesse des protections sociales qui bousculent le processus de corporisation de la société.

Le ventre, image des plaisirs charnels, n'est plus un gouffre ingrat dont il faut réprimer l'insatiabilité. Depuis que la misère a reculé et a cessé d'être une vertu sur le plan symbolique, les envies se sont libérées, multipliées tout comme les moyens de les satisfaire. La recherche du plaisir et l'évitement de la douleur sont désormais assumés et revendiqués. Cela peut paraître banal, mais il n'y a pas si longtemps les épreuves de douleurs surmontées étaient glorifiées dans la construction de la masculinité tant valorisée dans le système de domination masculine. Par ailleurs, le masculin n'est plus si distinct du féminin. Les femmes travaillent leur musculature et les hommes s'offrent des soins corporels. L'apparition de nouvelles pratiques et l'influence de nombreux facteurs amincissent les frontières entre les genres. L'individualisme montant stimule l'expression identitaire dont le corps est la souche (Le Breton, 2011) et encourage bon nombre de femmes à remettre en cause certains soubassements du patriarcat, à savoir, selon I. Jablonka (2019) : donner du plaisir en l'occurrence sexuel, enfanter et allaiter, voire nourrir la famille. Incarnant la réussite scolaire et l'*empowerment*, des jeunes filles aujourd'hui, nombreuses, s'approprient davantage leur corps et refusent que le genre féminin soit réduit aux trois organes (vagin, utérus et sein) qui symbolisent la fonction sexuelle, reproductive et nourricière. Elles œuvrent chaque jour pour réduire les contraintes de ces tâches utilitaires (parfois pour carrément s'en affranchir), qui les maintiennent sous la coupe des hommes.

Le corps est en effet partout, écouté, satisfait, soumis au régime, entretenu, soigné, rajeuni par les soins et les vêtements, pesé, contemplé dans les psychés et les miroirs, ainsi que croisé dans les devantures de magasins. Après le relâchement des traditions et la distension des liens sociaux, la société, éclatée, fragmentée, favorise l'expression des individualités démultipliées et l'hétérogénéité de valeurs jadis inconnues.

L'anthropologie du corps est une boîte à outils pour comprendre la société algérienne en pleine mutation, d'où l'intérêt et l'urgence de la développer, pour ne pas parler d'institutionnalisation par crainte des dérives que ce mot peut induire, de la sorte on lui épargnera probablement le triste sort réservé à sa sœur jumelle, l'anthropologie/sociologie de la santé. Bien qu'importante, elle est marginalisée vraisemblablement à cause de cette importance même. De 2010, peut-être même avant, jusqu'en 2015, on a créé des spécialités à tout vent, pour absorber le flux estudiantin en vue d'entretenir la paix sociale. On importait des concepts et des contenus comme on importait de la friperie et des pacotilles. À partir de 2015, la tendance s'est complètement inversée, pour de multiples raisons dont les restrictions budgétaires et l'échec du système LMD (Licence-Master-Doctorat), comme toutes les importations improvisées et fantaisistes non précédées d'études de terrain, ni accompagnées de réformes globales nécessaires à leur insertion dans la société algérienne. Le ministère de l'Enseignement supérieur et de la recherche a ainsi engagé des mesures d'harmonisation et de mise en conformité des offres de formations universitaires. Cela devait engendrer la suppression d'un maximum de spécialités et l'uniformisation du peu de canevas restants. Victime de son succès car exigeante et incorruptible, la sociologie de la santé était d'emblée mise dans le collimateur des universitaires « experts » présents à la conférence universitaire du 12 avril 2017 à Constantine. Ce jour-là, la sociologie de la santé a fait l'objet d'un réquisitoire : elle n'offre pas de débouchés, dit pour commencer l'animateur de la salle, comme si les autres spécialités garantissaient l'emploi ; elle est un luxe dont on peut se passer, renchérit un ancien professeur diplômé en France. Un doyen de l'une des grandes universités donne un coup de fil au président de la conférence pour lui demander de se débarrasser de cette spécialité encombrante. La sociologie de la vieillesse a été la risée de l'assistance, même la blague la plus hilarante n'aurait peut-être pas provoqué de tels éclats de rire. J'ai fait des mains et des pieds pour arracher une acceptation. À la fin de la journée, quand les groupes de travail ont bien avancé dans la préparation de leurs canevas de masters, le président me donne son accord, non pas suite à un changement d'avis mais comme un défi qu'il croyait insurmontable car je devais travailler seul mon canevas et le lui rendre au plus tard le lendemain en début d'après-midi. Certes, l'offre de formation était bien préparée et répondait aux exigences de la structuration : l'orientation, les prérequis, le contenu des modules et la cohérence entre eux, les compétences et les objectifs. Néanmoins, sa traduction et sa matérialisation dans un modèle prédéfini n'a pas été une mince affaire en si peu de temps. Après une nuit blanche, le lendemain, avant l'heure butoir, le canevas de master Sociologie de la santé est déposé et approuvé par les enseignants réunis en commission. Un mois plus tard, je découvre un canevas méconnaissable, vidé de sa substance initiale, farci de modules désarticulés et de contenu boiteux…

À l'instar de la littérature dont elle puise la force, l'anthropologie du corps pointe son museau dans les bas-fonds de la société, à l'affût de la vérité muette ou réduite à parler tout bas ; elle est aux aguets du diable tapi dans le détail pour nous enseigner que les vies minuscules ont leur raison d'être comme les virgules baudelairiennes.

Cet ouvrage collectif se propose de saisir quelques expériences du corps. Reçues au gré des rencontres, les thématiques ne sont ni choisies ni représentatives de l'univers corporel. Certaines ont un ancrage dans la société algérienne, tandis que d'autres ont pris forme dans différents environnements socioculturels. L'hétérogénéité de vécus fait la richesse de l'œuvre sans perdre de vue le fil conducteur. Au demeurant, toutes les expériences humaines s'entrecroisent, se fécondent et s'enrichissent, aussi singulières soient-elles et, aussi loin qu'elles plongent dans l'histoire et l'aire géographique, elles ne sont nullement étrangères à l'homme où qu'il soit.

David Le Breton traite des questions éthiques et anthropologiques soulevées par les prélèvements d'organes posées tant à la société qu'au personnel médical. Parmi ces problématiques, on note le statut du corps confronté à l'épineuse extraction d'organes, la redéfinition de la mort, cérébrale, qui autorise les dissections. Ces pratiques, bien que faisant partie de la routine médicale de nombreux pays, ne cessent de bouleverser les consciences, d'où les doutes, les malaises et les objections qu'elles suscitent, surtout dans des cultures étrangères à la vision dualiste occidentale. À partir de son travail effectué en Roumanie, Andrei Mihail montre comment la biomédecine évacue le vécu individuel des greffés rénaux. Restreints, les concepts de la biomédecine ne rendent pas compte des expériences individuelles, ils ne traduisent pas toute la complexité humaine. Pourquoi le succès technique de la greffe rénale occulte-t-il l'expérience de la subjectivité ? Pourquoi le récit individuel est-il dérangeant dans l'évaluation des greffes ? Pourtant, la prise en compte de la biographie, même au sein de l'entourage, est une approche nécessaire pour comprendre les personnes incomprises confrontées à la redéfinition de soi face à la greffe qui ne tient pas toutes ses promesses.

Dans l'imaginaire du gras, Ali Recham saisit les nuances de l'expérience déplaisante du corps obèse chez les jeunes. Le corps adipeux est indomptable, il s'insurge contre la personne incapable de le domestiquer. Au-delà de l'échelle individuelle, le regard porté sur l'obésité témoigne de nombreuses transitions dont l'une des plus pertinentes est le changement des représentations du corps dans les sociétés dites maghrébines. Dans l'étude de Nabila Sadi sur la gestion de l'obésité et de l'alimentation, le corps s'impose comme un fin analyseur pour comprendre les métamorphoses des représentations sociales liées à l'obésité, à la beauté et aux valeurs morales dans la société kabyle en pleine mutation. Le recours à la linguistique et au corpus romanesque de la littérature kabyle est un choix judicieux pour saisir les nombreuses subtilités sémantiques voire les paradoxes du sujet. L'étude anthropologique, effectuée dans des salles de gym et des centres de remise en forme dans la ville de Tizi-Ouzou, de Naoual Dahmani et de Ali Recham, analyse les transformations du rapport à soi et au corps. Ces lieux de travail de l'apparence sont des espaces de socialisation et de mise en scène de certaines représentations sociales, ils reflètent le changement de pratiques corporelles et, dans le même temps, ils contribuent à construire un nouvel idéal de beauté et à redéfinir les normes esthétiques de la féminité ainsi que celles de la conception de soi.

Esther Gloria Acosta Suárez s'intéresse au vécu du cancer urogénital, notamment aux traitements anticancéreux dont l'agressivité fait aussi mal si ce n'est davantage que la maladie, chez les hommes dans l'une des îles canariennes. En se saisissant du vocabulaire anglais (*illness*, *disease*, *sickness*) employé par l'anthropologie médicale, elle montre les nuances et les limites existantes entre la maladie ressentie et le corps objectivé par l'approche biomédicale. L'expérience de l'étrangeté de soi qui traverse la personne malade de part en part affecte le rapport aux autres et la vision du monde, et démantèle la perception parcellaire du corps brandie par l'approche biomédicale. Andrés Alvarez, dont le terrain se situe à Mexico, se propose d'explorer l'expérience corporelle dans le cas de la transition sexuelle chez des personnes transsexuelles. Face à la situation inédite, conflictuelle et complexe de ceux qui passent de l'autre côté du sexe, du genre, des standards sociaux, du statut, des frontières et des systèmes normatifs pour vivre dans un état liminal, il interroge les limites des outils sociologiques et phénoménologiques et fait un travail sur les concepts non seulement pour saisir la transition corporelle mais aussi sociale.

Hélène Jeannin souligne que le corps contemporain est de plus en plus technologisé. Les objets, autrement dit des « objets totems », qu'ils soient reliés, greffés, implantés ou ingérés prolongent, hybrident le corps, changent la conception que l'on se fait de lui voire celle du propre de l'humain. Elle interroge les significations de cette promiscuité grandissante avec le corps à l'aune des enjeux sociaux et éthiques dans une perspective critique.

En s'appuyant sur des observations de terrain, Ali Recham tente de montrer comment l'émergence brusque de la pandémie de Covid-19 bouscule la modernité, défait l'évidence sociale et ébranle les sociétés dans toutes leurs organisations. Tout comme d'autres épidémies et de certaines maladies, elle suscite des métaphores et des interprétations fallacieuses. Par ailleurs, la Covid a changé les pratiques de soin. Pour vaincre l'épidémie, il ne suffit pas de soigner les patients individuellement, mais une prise en charge collective où on conjugue les efforts d'amont en aval s'impose.

Ces thèmes issus de différents terrains permettent ainsi de déplier certaines expériences humaines dont le corps, confluent de sens, est un subtil analyseur des ondulations sociales.

Bibliographie

Andrieu B., Boëtsch G. (sous la dir. de), *Corps du monde : Atlas des cultures corporelles*, Paris, Armand Colin, 2013.

Bard C., *Une histoire politique du pantalon*, Paris, Seuil, 2010.

Baudrillard J., *La société de consommation, ses mythes, ses structures*, Paris, Gallimard, 1970.

Bennani J., *Le corps suspect : Le corps du migrant face à l'institution médicale*, Casablanca, La Croisée des Chemins, 2014.

Berthélot J.-M., « Corps et société », *Cahiers internationaux de sociologie*, vol. LXXIV, 1983.

Berthélot J.-M., « Sociologie du Corps », *Current Sociology*, vol. 53, 1985.

Blanchard P., Bancel N., Boëtsch G., Taraud C., Thomas D. (sous la dir. de), *Sexe, race & colonies*, Paris, La Découverte, 2018.

Boltanski L., « Les usages sociaux du corps », *Annales. Économies, sociétés, civilisations*, n°1, 1971.

Chebel M., *Le corps en Islam*, Pais, PUF, 1999.

Courtine J.-J. (sous la dir. de), *Histoire du corps : 3. Les mutations du regard. Le XXe siècle*, Paris, Seuil, 2006.

Detrez C., *La construction sociale du corps*, Paris, Le Seuil, 2002.

Fanon F., *Peau noire, masques blancs,* Paris, Éditions du Seuil, 1952.

Hertz R., *Sociologie religieuse et folklore*, Paris, PUF, 1970.

Jablonka I., *Des hommes justes, du patriarcat aux nouvelles masculinités,* Paris, Seuil, 2019.

Khatibi A., *Le corps oriental*, Paris, Hazan, 2002.

Le Breton D., *La saveur du monde, une anthropologie des sens*, Paris, Éditions Métailié, 2006.

Le Breton D., *L'Adieu au corps*, Paris, Éditions Métailié, 2013 (1999 1re édition).

Le Breton D., *Anthropologie du corps et modernité*, Paris, PUF, 2011 (6ème édition).

Mauss M., « Les techniques du corps », *Sociologie et anthropologie*, Paris, PUF, 1950.

Mauss M., « L'expression obligatoire des sentiments », *Essais de sociologie,* Paris, Le Seuil, 1968.

Prélèvement d'organes et anthropologie

David Le Breton

Paradoxale pluralité de la mort

Les prélèvements d'organes soulèvent une série de questions éthiques. Ils engagent une définition particulière du corps et de la mort afin d'autoriser sans état d'âme le fait de soustraire des composantes organiques d'un humain dont le cœur bat encore et dont les apparences de vivant ne sont pas altérées. Ils s'effectuent surtout sur des individus en mort cérébrale, victimes d'accident vasculaire cérébral, de suicides, de blessures par balles, de noyade, d'asphyxie ou d'accidents de la route. Ce sont surtout des hommes, plus souvent victimes de ces événements. Le « donneur » maintenu « artificiellement » en « vie », on procède à de multiples prélèvements d'organes et de tissus : cœur, poumons, foie, intestin, cornées, reins, intestins, os, vaisseaux sanguins, moelle osseuse, valves cardiaques, vaisseaux, peau, etc. Les organes doivent être greffés dans les heures qui suivent malgré la chaîne du froid visant à les protéger. Sur un donneur vivant, et avec son accord, les prélèvements sont restreints : peau, rein, foie, pancréas, moelle osseuse, sang, fragments osseux, voire même cornée. Dans ces derniers cas, l'organe ou le tissu va alors à un proche ou à une personne extérieure dans le cadre d'une relation marchande. D'autres prélèvements sont effectués sur des sujets au cœur non battant : les deux reins par exemple.

En France, selon le bilan annuel de l'Agence de Biomédecine, en 2012, 3301 personnes sont recensées en état de mort encéphalique. 1589 d'entre elles sont l'objet de prélèvements, avec un taux d'opposition de leur vivant ou de leur famille de 33,8%. 374 donneurs vivants sont aussi prélevés. Les organes prélevés (y compris sur des sujets vivants pour certaines greffes) aboutissent à 397 greffes de cœur, 20 cœur-poumons, 322 de poumons, 1161 de foie, 3044 de reins, 112 de pancréas, 87 d'intestins, soit 5023 greffes (dont 366 à partir de donneurs vivants).

Une objection à l'encontre de la fragmentation du cadavre se rencontre tout au long de l'histoire de l'anatomie et motive les vives oppositions populaires à l'encontre de la dissection : l'identité de l'homme à son corps que n'interrompt pas la mort[1]. La représentation du corps fonde ici la légitimité ou non des prélèvements d'organes. Si le corps n'est qu'un attribut de l'homme, une possession qu'anime son existence, la mort opère une dissociation radicale : le corps n'est plus rien. Mais si l'on conçoit que l'homme est son corps, la mort ne brise pas la solidarité antérieure : le corps demeure l'homme qu'il fut. C'est ce qu'affirment les rites funéraires qui accompagnent la dépouille vers « sa dernière demeure » (formule révélatrice). Si le corps est toujours la personne, il mérite le respect dont elle aurait bénéficié de son vivant. Attenter au corps, prélever des organes alors que le défunt s'y opposait apparaît comme une violation (Le Breton, 2007 ; 2008).

Interrogé sur son refus à concevoir les prélèvements d'organes sur un proche, ou sur lui-même après sa mort, l'individu est rarement en mesure d'argumenter sa décision. Il sent qu'il ne peut donner son accord à un geste perçu comme mutilant, agressif, attentatoire à la mémoire du défunt. Une valeur ne s'explique pas, elle s'impose. Implicitement la dépouille de la personne aimée est revêtue des attributs qui furent les siens de son vivant. La loi la protège de toute violation. La souffrance des familles dont le cadavre d'un proche a été profané témoigne du lien

[1] Sur cette histoire problématique de la recherche anatomique je renvoie à David Le Breton, *La chair à vif. De la leçon d'anatomie aux greffes d'organes*, Paris, Métailié, 2008.

qui persiste entre le corps et la personne du défunt ou encore celle dont la dépouille du proche a disparu dans une catastrophe naturelle ou par la volonté d'une dictature... Considérer que le corps n'est plus rien et que les prélèvements sont licites sur lui entraîne à considérer que les rites funéraires sont une convention liée à l'hygiène et plutôt adressée aux vivants (Thomas, 1995) ; l'urne ou la tombe, de simples réceptacles d'un reste indifférent. Tous ne se reconnaissent pas dans cette perspective « matérialiste ». Le trouble introduit par la médecine des greffes l'illustre.

Au-delà de ce premier écueil pour un accord aux prélèvements, un autre plus lourd encore s'interpose, celui de l'ambiguïté de la mort cérébrale (Le Breton, 2008 ; Recham, 2012). Si la mort par arrêt cardiaque ne soulève aucune difficulté de compréhension et répond aux critères sociaux établis et à l'intuition personnelle, la mort cérébrale est une notion propre à la culture savante, elle contredit de plein fouet une sensibilité extérieure à ce savoir : le corps est chaud, le cœur battant, le souffle ininterrompu, des mouvements sont esquissés. Aucun signe d'agonie ou de mort, mais l'image d'un sommeil paisible dont le dormeur va s'éveiller bientôt. Le médecin explique avec ses critères scientifiques l'inéluctabilité du décès, mais les familles ne comprennent pas toujours. Or, il n'y a pas d'objectivité de la mort mais seulement des définitions provisoires, liées aux avancées scientifiques, et aux usages techniques de la dépouille. Et pour l'homme du commun des représentations et aux valeurs qui lui sont propres et qu'il partage avec le groupe social auquel il appartient. La mort n'est pas seulement une notion médicale, mais d'abord une notion sensible mobilisant l'intuition et l'affectivité. L'établissement de la mort est une convention, non un fait. Pour rendre possible les prélèvements, il faut établir la mort légale de patients en apparence toujours vivants.

Cette définition juridique ne répond pas à une meilleure connaissance de la mort, mais à la nécessité d'accéder sans obstacle à des ressources utiles à la pratique médicale. Dans les mêmes circonstances physiques un individu déclaré mort aujourd'hui ne l'aurait pas été avant que la loi n'établisse la notion de mort cérébrale. La mort occidentale relève d'une ordonnance médicale. La première greffe cardiaque est effectuée en France par C. Cabrol, le 27 avril 1968, quelques jours seulement après qu'une circulaire a fixé les critères de la mort cérébrale. L'opération suscite alors le commentaire désabusé de juristes évoquant la « mort par circulaire » du patient prélevé. À la différence du constat de mort par arrêt cardiaque, la mort cérébrale introduit une sévère ambiguïté. Sa subordination aux exigences médicales amène à ce paradoxe que seules les personnes disposées à donner leurs organes sont déclarées mortes, les autres ne le sont pas encore.

L'insistance sur « cérébral » dans la notion de « mort cérébrale » résonne comme un lapsus, comme s'il n'était plus possible que de mourir par séquence. La personne disponible aux prélèvements n'est pas « morte » au sens courant du terme, mais dans un état intermédiaire. Elle est dans le passage, immergée dans un état liminaire que les significations courantes échouent à définir, sinon par périphrases. Son cerveau est détruit, elle est maintenue en réanimation par des techniques sophistiquées et donne encore les apparences de la vie. Elle n'est ni morte ni vivante, ou plutôt simultanément morte et vivante. Elle gît dans son propre corps, inaccessible, impensable, entre deux mondes, cadavre vivant et disponible aux prélèvements. D'organes ôtés en organes ôtés, elle meurt de plusieurs morts avant la mort ultime du débranchement de la machine. La mort cérébrale, identifiant la destruction du cerveau à la mort, est sans doute admissible dans les sociétés occidentales marquées par le dualisme entre corps et âme, et où la médecine traite essentiellement du corps malade. Dans ces sociétés l'humanité est assimilée à l'âme, et une vision séculière associe cette dernière au cerveau. Dans cette logique la mort du cerveau est celle de l'âme, et donc celle de l'individu puisqu'il ne resterait de vivant que son « corps », c'est-à-dire « rien ». La mort cérébrale est un héritage dualiste, une vision purement biologique de l'homme qui occulte l'existence réelle. Car ce n'est pas le cerveau qui pense, vit, ou suscite l'affection, mais la personne. L'identification de l'homme aux seules fonctions supérieures de la conscience, à la seule pensée, soulève bien des questions irrésolues et renvoie à une vision limitée de l'humain. Pour nombre de contemporains, qui ignorent souvent les conditions médicales réelles des prélèvements, la mort est assimilée à l'arrêt du cœur.

En écho au *cogito* de Descartes, une personne est-elle identifiable à ses seules fonctions cérébrales ? Pour nombre de proches, l'ambivalence persiste. À leurs yeux l'individu est encore vivant, même si son cerveau est lésé. « Le corps est uniquement le corps de ce cerveau et non d'un autre, de même que le cerveau est uniquement le cerveau de ce corps et non d'un autre (...) Mon identité, écrit H. Jonas, est l'identité de mon organisme entier, même si les fonctions supérieures de la personne sont localisées dans le cerveau. Comment autrement un homme pourrait-il aimer une femme, et pas seulement son cerveau ? [...]. Ainsi le corps du comateux, dans la limite où, à l'aide de l'art, il continue à respirer, son cœur à battre, les échanges cellulaires se poursuivre, doit être considéré comme la continuation du sujet aimant et aimé, et en tant que tel, il a encore au moins le droit à cette part de sacralité que les lois de Dieu et des hommes lui confèrent. On ne peut l'utiliser comme un simple objet » (Jonas, 1974, p. 139). Et H. Jonas souhaite que « son médecin ne devienne pas son exécuteur » (p. 131). À moins d'être une créature surréaliste ou déjà une chimère issue d'un laboratoire clandestin, le corps est l'unique lieu d'apparition de l'homme, et non son seul cerveau (Le Breton, 2013). La famille confrontée à un proche en mort cérébrale continue à le voir vivant, elle sent sous sa main une peau chaude, comme elle l'était les heures précédentes ; le visage semble prêt à ouvrir les yeux ; la poitrine se soulève régulièrement ; et surtout le cœur continue à battre. Partielle et partiale, l'idée de mort encéphalique est abstraite pour quiconque ne participe pas d'une culture médicale rationnelle. Les mots échouent à définir le statut d'un individu à la fois mort et vivant. Sa mort cérébrale ne lui ôte en rien les allures du vivant. La frontière entre vie et mort devient poreuse, réversible, abstraite, échappant à toute intuition sensible. Ainsi une mère demeure hantée par les conditions du prélèvement sur son fils : « Je croyais qu'on attendait la mort », dit-elle. Des mois durant elle fait le même cauchemar qui mêle la culpabilité d'avoir consenti au prélèvement à la douleur d'avoir perdu son enfant : « Simon fait du vélo sur la terrasse, il demande à sa mère si maintenant il peut revenir. Oui bien sûr répond celle-ci [...]. Mais non, puisque tu n'as plus de reins » (Rufo, Burki, 1990, p. 309). Le père de l'enfant dit aussi sa détresse : « On a donné quelque chose qui ne nous appartient pas ».

Si les proches sont souvent sidérés par cette ambiguïté, les soignants eux-mêmes disent leur malaise. Comme cette infirmière, accoutumée aux prélèvements et aux transplantations qui explique à son patient en mort encéphalique, et qu'elle reconnaît tel, les actes qu'elle accomplit en lui demandant de lui pardonner si elle lui fait mal. Elle continue à le percevoir comme un sujet responsable. « C'est plus fort que moi » dit-elle quand on lui fait observer son ambivalence. De même les soignants sont bouleversés et saisis de doute en voyant le « donneur » émettre un mouvement, ouvrir les yeux, lever la main, etc. Au moment où les prélèvements s'opèrent les battements du cœur sont multipliés si des calmants ne sont pas aussitôt administrés. Ils sont effectués après une anesthésie générale du donneur. Pour bien des professionnels c'est au moment où le ventilateur est arrêté que meurt « réellement » le sujet.

M.-C. Pouchelle effectuant un travail ethnographique dans un service hospitalier note les croyances diffuses et inquiètes des infirmières à propos des patients en mort encéphalique : des bruits étranges sont perçus, des ombres, des lumières, etc. Elle inscrit ces faits dans le sentiment de dette et de culpabilité éprouvés par les soignants. « Les donneurs d'organes (morts donc) viendraient rechercher l'organe qui leur a été dérobé ». « En effet, dans toutes les cultures les morts qui reviennent, les revenants (...) sont souvent des morts pour lesquels les rites funéraires appropriés n'ont pas été célébrés. Un tel escamotage (...) gêne, voire empêche le travail du deuil chez les soignants » (1995, pp. 258-259). Attitudes radicalement différentes chez les chirurgiens pour qui les prélèvements sont « comme une fête chirurgicale par excellence, comme des sortes de banquet, souvent nocturnes, dont on choisit si possible les invités, témoin la manière dont un chirurgien interpelle en dehors du bloc une infirmière de salle d'opération : « Tu viens ce soir ? On a un petit cœur-poumons qui chauffe » (p. 251). La culture médicale banalise un événement qui bouleverse les consciences de ceux qui y sont étrangers.

La notion de mort encéphalique fait par ailleurs l'objet de nombreuses critiques venant de profanes ou de médecins, médicalement décédés sous ce registre mais qui retrouvent une vie normale après récupération en dépit de l'irréversibilité de leur coma (Lock, 2002, p. 36 sq. et p. 54 sq. ou p. 76 sq. ; Selzer, 1993, p. 30 sq.). Les médecins objectent aujourd'hui leur expérience cumulative et une série de critères entrant en compte dans l'appréciation de la mort cérébrale. Cependant, la routine des prélèvements a suspendu les vives interrogations des années quatre-vingt et quatre-vingt-dix autour de la mort cérébrale. Des débats intenses ont mobilisé l'Allemagne, la Suède, le Danemark ou le Japon. Le consensus établi pour favoriser les prélèvements n'a pas fait de la mort cérébrale une vérité de la mort. Celle-ci continue à soulever des doutes, ne serait-ce que dans l'intimité des consciences. Immanquablement elle suscite la question du sens qu'elle revêt pour ceux qui sont confrontés à la situation de voir un proche en cet état.

Si aux Etats-Unis la notion de mort encéphalique est admise à la fois par les médecins et une large part de la population, d'autres sociétés y sont nettement moins favorables comme le Japon par exemple où elle n'est pas unanimement acceptée comme critère de mort. Le terme *kokoro,* signifiant « esprit », s'écrit avec le même caractère que « cœur ». La mort est d'abord associée à la fin des battements cardiaques. « Le signe de la mort pour les Japonais a toujours été la cessation de la respiration. Le mot *iki* signifie à la fois « souffle » et « vie », et aujourd'hui encore *iki* ou *hikitoru* (arrêter la respiration de quelqu'un) et *iki ga kirita* (fin de la respiration) sont des expressions équivalentes pour désigner la mort », dit E. Ohnuki-Tierney (1994, p. 251). La mort n'y est pas associée à un moment faisant basculer d'un trait de l'être au néant, elle s'inscrit dans la durée, elle est un long passage. Avant l'émergence de la notion de mort cérébrale, rappelle Ohnuki-Tierney, les Japonais voyaient

« l'inactivité de l'esprit comme une prolongation de la vie, plutôt qu'une prolongation de l'agonie comme dans certains pays occidentaux » (1994, p. 234). Les prélèvements et les greffes ont fait l'objet de grands débats au Japon. La première transplantation cardiaque, à Sapporo en 1968, est restée unique plus de trente ans. L'équipe médicale ayant établi la mort cérébrale a également conduit la transplantation. Les conditions litigieuses du prélèvement incitent la justice japonaise à condamner le chirurgien responsable pour meurtre, avant de l'acquitter. Mais la société japonaise reste marquée par ce précédent (Lock, 2002, p. 130 sq.). En 1997 seulement une loi autorise les prélèvements d'organes sur des personnes en mort encéphalique, sous réserve que de son vivant le défunt exprime une volonté positive à ce propos. Le premier prélèvement dans ce cadre a eu lieu en 1999.

Au Japon, le corps est le lieu de l'individualité, et non une structure interchangeable d'éléments biologiques. Il n'est pas un objet différent de la personne, il est la personne. Cette approche non dualiste établit la persistance de la personne même dans la mort (McCarthy, 1999, p. 156 sq.). Le respect dû à un proche, l'importance du culte des ancêtres, la perception de l'au-delà, sont des obstacles symboliques aux prélèvements. La mort ne prive pas l'individu de l'humanité de son corps. Si un accident provoque la disparition de la dépouille, le trouble est immense pour les proches qui ne peuvent installer les cendres sur les lieux où la victime a vécu. Si le corps est incomplet, l'esprit du défunt ne trouve pas le repos. Au terme d'une dissection à la faculté de médecine, une cérémonie d'hommage réunit les étudiants et les enseignants pour la paix des personnes disséquées (Lock, 2002, p. 213). La tradition bouddhiste considère que l'esprit du défunt demeure quarante-neuf jours en ce monde. Il serait terrifiant pour la plupart des familles japonaises de prélever des organes sur un être dont la vie se poursuit sous une autre forme. Il faut de longues années pour que le défunt devienne un ancêtre et des cérémonies accompagnent de manière heureuse le processus. Dans cette logique le prélèvement d'organes et la transplantation sur d'autres individus serait un motif de trouble, aussi bien pour le donneur que pour le receveur. Le fait que les Japonais sont surtout volontaires pour le don *post mortem* d'une seule cornée à la banque des yeux peut être interprété en référence au culte des ancêtres fortement ancré dans la culture japonaise. En outre, la tradition japonaise conçoit mal qu'un individu reçoive un don aussi marqué d'une personne inconnue. Ainsi, l'immense majorité des transplantations de reins au Japon, contrairement aux États-Unis ou à l'Europe, s'effectue-t-elle avec des donneurs vivants apparentés et consentants. Cette forte opposition des sensibilités japonaises aux prélèvements sur les cadavres, étayée sur une vision culturelle du corps et de la mort, amène ce pays à développer davantage la technologie des prothèses.

De même, de nombreuses sociétés humaines ne connaissent pas nos formes subtiles de dualisme entre l'homme et le corps et les définitions innombrables de la mort et de l'instant de mourir (Hertz, 1970). En revanche pour la famille meurtrie, et pour de nombreuses sociétés humaines, le corps gisant est toujours le visage de l'être aimé qu'il fut. Quelle image avons-nous de notre corps dans les minutes ou les heures qui suivront notre mort ? Quelle image avons-nous du corps de l'être cher venant de mourir ? Acceptons-nous pour lui qu'on prélève les organes nécessaires à la survie d'autres personnes ? La réponse ne laisse pas intactes les familles confrontées à ce choix.

Pour montrer l'ambivalence qui demeure malgré tout chez nombre de ceux qui pensent que la mort cérébrale est la « vraie mort » et que le cadavre est un objet indifférent, soulignons le fait que le prélèvement des cornées est souvent refusé par les familles ou par les individus ayant une carte de donneur. Dans les yeux du mort, dans son visage, on découvre un motif de suspendre le geste, une ultime objection à considérer tout à fait le corps comme une chose. La rationalité se heurte là à un sacré qui fait retour sous la forme du visage (Le Breton, 2002). Au terme de son observation d'une longue série de prélèvement, Margaret Lock dit son malaise lorsqu'un ultime médecin vient prendre les yeux du donneur : « Un chirurgien ophtalmologue est attendu à tout moment pour le prélèvement. Et je me sens moi-même écœurée par cette dernière intrusion. Pour moi, l'enlèvement des yeux était plus qu'une violation que le prélèvement des organes intérieurs. Plus vraisemblablement, la tension dans la pièce se dissipait, et maintenant que le personnel s'éloignait, rangeait son matériel, je pensai à l'énormité de tout cela, pour eux une simple routine » (Lock, 2002, p. 22).

M. Mauss l'a déjà noté en son temps : tout ne se donne pas. S'il faut donner de soi, il ne s'agit pas de se perdre. Certaines choses sont susceptibles d'être données, d'autres sont inaliénables. Un individu ne donne pas son corps ou sa personne comme il le fait de la plupart des objets. Ainsi un prélèvement d'organes est-il spécifique et bouleversant. La plupart des familles sont écartelées entre le sacrifice à faire pour soi (fragmenter le corps du défunt) et l'impératif social d'autoriser les prélèvements pour « sauver des vies ». D'où le déchirement ou le malaise qui les saisit. Que le prélèvement soit accepté ou refusé ne va pas sans la persistance d'un malaise. De quel droit donner des éléments de son corps, ou, plus difficile encore, ceux de la dépouille d'un proche ? Et quoi ? Pourquoi ne pas donner ? Le choix, quel qu'il soit, heurte les valeurs intimes car le corps n'est pas un objet que l'on puisse donner, ni que l'on puisse retenir si d'autres y trouvent leur salut. L'anthropologue R. Fox dit, elle aussi, son ambivalence : « Bien que le don de soi incarne l'une de mes valeurs les plus hautes, la transplantation d'organes m'a toujours confronté à la question de savoir si je veux et si je peux donner à des étrangers ou à des proches dans cette relation chair-contre-chair » (1996, p. 253). La notion de A. Weiner des objets que l'on garde tout en les donnant (1992) s'applique avec force dans la difficulté des familles à tolérer le prélèvement de certains organes ou tissus, les cornées surtout, la peau ou le cœur souvent exemptés du don. Porteurs d'une humanité symbolique trop forte, un ultime repentir les soustrait comme ne pouvant être donné. Elle se prolonge d'ailleurs dans le malaise des receveurs à intégrer en eux l'organe d'un autre (Le Breton, 2008 ; Nancy, 2000). Le greffé est un homme ou une femme de l'hybridité à la fois immunologique et sociale (Recham, 2012).

Le corps demeure-t-il la personne ?

Une contradiction nette oppose la culture médicale, ou du moins l'un des secteurs technologiques les plus avancés de la médecine, à une partie de la mosaïque culturelle de nos sociétés. Si les greffes apparaissent comme un recours légitime ce n'est pas sans trouble pour certains. Bouleversant une image traditionnelle de l'homme, elles inquiètent à cause du pouvoir discrétionnaire échu au médecin quant à la vie, à la mort et au corps. La médecine est une culture savante dont les références sont éloignées de celles des cultures de vie quotidienne qui imprègnent les différents groupes qui composent nos sociétés. Une relation de confiance plutôt que de connaissance noue le rapport au médecin. L'individu qui n'est ni médecin ni infirmier est intellectuellement sans contrôle de la pertinence de la décision médicale. Le corps n'est certainement pas une machine dont on puisse aisément soustraire les composantes pour les remplacer par d'autres sans que nombre d'obstacles (médicaux, mais aussi moraux, éthiques, anthropologiques) se rencontrent sur le chemin. Le fait d'incarner sa relation au monde lui donne un statut à part. Dans la vie quotidienne, l'autre est une personne et non un corps (Le Breton, 2013). Je sers la main d'un ami, non à une mosaïque d'organes et de tissus ou à une structure matérielle.

Le statut de machine sophistiquée qui vaut dans le savoir biomédical s'oppose à la relation intime de l'individu à son corps ou à celui, par exemple, de l'être cher. Dans la tradition savante des sociétés occidentales depuis la fin de la Renaissance, le corps est subtilement distingué de l'homme et réduit à une version particulière du mécanisme. Le corps est couramment représenté différent de l'homme qu'il incarne. Ainsi la médecine est-elle une science du corps en proie à la maladie et non de l'homme malade. Mais soustraire l'homme de sa chair et mettre celle-ci à plat sur le modèle du mécanisme vide le corps de sens et de valeur. Lorsque la dimension symbolique se retire du corps, il ne reste qu'un ensemble de rouages, un agencement technique de fonctions substituables (Le Breton, 2008). L'irréductibilité du sens et de la valeur cesse dès lors de structurer l'existence du corps. L'échangeabilité des éléments et des fonctions qui en assurent l'ordonnance prend le relais.

En perdant la dimension du sens, le corps perd sa valeur morale, à l'inverse sa valeur technique et marchande s'accroît. Le corps est une matière rare. Les greffes décomposent le corps en différents éléments, elles en font une chose démontable dont la valeur consiste dans ses usages médicalement possibles. Même si nos sociétés s'en accommodent peu à peu, faire du corps ou de ses composantes une chose disponible, faire de la chair de l'homme, et donc de l'homme lui-même un matériau entrant dans la composition d'autres hommes, n'est pas une démarche indifférente sur un plan moral, éthique, psychologique et culturel. Les prélèvements ne touchent pas seulement des organes, ils concernent d'abord des fragments humains. Il y a une terrible contradiction entre le corps caressé de la personne aimée et l'idée de ce corps comme assemblage mécanique dans lequel il serait un jour possible de prélever un organe ou d'ajouter celui d'un inconnu.

Réticences face aux prélèvements

Dans le feu d'un débat ou d'une émission, en écoutant le drame d'un malade ou d'une famille, l'individu se sent sollicité au plus intime, pris dans la contagion émotive du groupe qui l'entoure, il affirme qu'il donnerait sans problème ses organes ou ceux de ses proches. Mais confronté à la mort de la personne aimée, une autre émotion l'emporte et efface les bonnes résolutions, il ne sait plus et se sent soudain coupable des conséquences de son geste. Il refuse le prélèvement : « je sais bien, mais quand même », dit-il pour s'excuser de sa dérobade. La labilité des positions trouve son origine dans son enracinement affectif. De même que les motivations avancées par les associations de donneurs évoquant tour à tour le fait que la mort cérébrale ayant détruit l'individu, il faut donner ses organes puisque le corps n'est plus rien, et que par là même le donneur se survit dans le corps des receveurs.

Une famille vient de perdre un proche dans un accident, elle est dans la douleur de l'annonce et on lui demande soudain son accord en vue d'un prélèvement. La décision doit se prendre sans attendre. Il faut simultanément assumer la brutalité de la mort et prononcer des paroles qui ne laissent pas indemnes : donner son accord ou le refuser, ou rappeler tel propos de la victime relatif au don d'organes et prendre la responsabilité d'un prélèvement ou d'une opposition. Face à l'envahissement du deuil la décision est douloureuse. Elle confronte d'emblée à l'ambivalence. Une coordinatrice, mère de plusieurs enfants, avoue qu'elle n'est pas sûre elle-même de donner son accord aux prélèvements si l'un de ses enfants mourrait. Cette situation est illustrée dans *Tout sur ma mère*, le film de Pedro Almodovar où la coordinatrice d'un grand hôpital, rôdée à l'écoute des proches et formée à trouver les arguments favorables aux prélèvements tout en respectant leur volonté, repousse sa propre décision face à son fils victime d'un accident, même si elle finit par donner son accord. La rumeur hospitalière dit d'ailleurs que la proportion de donneurs en milieu hospitalier est inférieure à celle de la population générale (Tschui, 2003, p. 122).

L'inclination à donner implique (socio)logiquement le sentiment d'avoir été soi-même inséré dans la réciprocité du lien social. Celui qui pense n'avoir jamais rien reçu a la conviction de s'être fait avoir, et souvent il est dans le refus des prélèvements sur un proche ou lui-même. « On n'a jamais rien fait pour lui ». Ce sont surtout des catégories sociales modestes ou précaires qui se sentent en porte-à-faux avec la société. « On peut comprendre que ceux qui ne bénéficient pas, ou que faiblement, des systèmes de distribution de la société et dépendent en contrepartie de ces systèmes de redistribution soient plus difficilement généreux » (Girard, 2000, p. 54). Ils perçoivent les médecins comme appartenant à une autre sphère, bien au-dessus d'eux et sans respect pour les « petites gens ». Là où les proches ont l'impression que leur défunt n'a pas été bien traité, la famille refuse le plus souvent les prélèvements. Surtout si les soignants leur paraissent désinvoltes et intéressés, et demandent à la famille son accord « dans un couloir entre deux portes » (Waismann, 2000, p. 404), cette attitude suscite indignation et refus d'aller plus loin. Le sentiment d'être instrumentalisé coupe court à toute possibilité d'un accord. Les personnes réticentes aux prélèvements disent aussi leur malaise devant des médecins ou des associations qui parlent inlassablement de « pénurie d'organes », de « donner des organes », procurant un sentiment d'obscénité et d'insistance hors de propos au regard du deuil éprouvé. Lors d'une enquête menée à Strasbourg sous ma direction, deux étudiantes, d'abord favorables aux prélèvements, ont été troublées par le discours perçu comme « racoleur » d'une association de donneurs, y sont finalement devenues opposées.

Une autre réticence consiste dans la peur d'être alors mal soigné, de n'être pas objet de soins attentifs en cas d'adversité, l'appréhension du pouvoir discrétionnaire du médecin : la crainte en somme de se rendre plus vulnérable et de ne pas être soigné avec la rigueur requise pour accéder au plus vite aux organes et tissus convoités. Toute argumentation visant à rassurer le patient se voit opposer un refus qui montre la persistance de la peur.

Choix de valeur

Pour les médecins, la cessation des activités du bulbe rachidien reliant la moelle épinière au cerveau rompt la possibilité pour le sujet de ressentir la douleur. Mais le souvenir reste dans les mémoires d'une théorisation proche pour expliquer il y a quelques années encore que les nourrissons ne sentent aucune douleur, leur système nerveux étant inachevé, et qu'il est donc loisible de les opérer sans anesthésie. On sait aujourd'hui l'inanité de cette conception qui a induit des décennies de supplice des enfants (Le Breton, 2004). L'éventualité d'une souffrance du donneur revient dans les familles à l'encontre des prélèvements. Les proches sont troublés de briser le dernier repos de leur défunt et de lui infliger une violation : « Si on le vide de ses organes, qu'est-ce qui reste ? Il faut le laisser tranquille maintenant ». De même reviennent les mots de « mutilations », de « charcutage », de « boucherie », etc. Un homme ayant incité sa femme à donner les organes de leur enfant après sa mort brutale avoue son ambivalence en disant qu'il donnerait les siens seulement s'il était assuré que l'ablation ne lui ferait aucun mal.

D'autres, à l'inverse, regrettent les explications insuffisantes reçues des médecins ayant échoué à lever leurs réticences. D. Houssin se souvient de parents bouleversés tard le soir par la mort de leur enfant et refusant les prélèvements. Mais leur interrogation va son chemin pendant la nuit. Le lendemain, ils reviennent au service pour donner leur accord, mais trop tard (2000, p. 296). Une enquête hollandaise effectuée sur les proches de défunts montre le regret des uns d'avoir refusé, d'avoir été mal informés, et le remord de quelques autres d'avoir accepté sous le coup de l'émotion ou par reconnaissance pour l'équipe médicale, sans mesurer la portée d'un geste qui continue aujourd'hui à les préoccuper. Les entretiens ont lieu un ou deux ans après les faits, mais une femme bouleversée par cette évocation quitte en larmes la pièce où elle échange avec l'enquêteur en déclarant à propos de son fils de vingt ans qu'elle ne supporte pas l'idée « qu'ils aient pu découper son corps lui, qui en était si fier » (Tymstra, 1992, p. 141).

Une logique affective préside aux décisions à cet égard. L'une des raisons majeures du don d'organes consentis par les familles tient à la volonté de donner sens à la mort inattendue d'un proche souvent jeune. « Il ne faut pas qu'il soit mort pour rien », « ses organes peuvent profiter à d'autres et sauver des vies », « le corps va pourrir, autant qu'il serve à quelque chose » (Waissman, 2001, p. 94 sq.). Une logique utilitaire ritualise la douleur du deuil, la « vie » ricoche ailleurs, et la mort du proche n'est plus tout à fait vaine. Le don ôte une part du tragique de la situation. L'accord au prélèvement est d'abord un choix de valeur, c'est pourquoi il ne peut être fondé en vérité pour tous.

Les prélèvements soulèvent une résistance sociale, malgré le nombre important d'émissions de télévision ou de radio consacrées à ce sujet sur le mode de l'incitation. Nombre de médecins impliqués dans les greffes font l'hypothèse d'un consensus social entaché par l'ignorance de quelques-uns et les « préjugés » de quelques autres. Cependant, le refus des prélèvements sur soi ou un proche n'est pas une question d'information ou de rationalité, mais de significations et de valeurs personnelles. Il est enraciné dans la morale individuelle et échappe en principe aux arguments. Les raisons morales de s'opposer ou de promouvoir les prélèvements sont également pertinentes. Et la valse-hésitation des mêmes médecins évoquant tour à tour, selon les circonstances, l'amour et la solidarité, ou l'accusation de « crime social » pour inciter les donneurs, montre l'absence de consensus pour justifier le prélèvement et le rendre acceptable à l'ensemble de la communauté.

Le prélèvement ne se conçoit qu'à partir de la décision de faire du corps une chose, de le déshumaniser dès lors que la mort a frappé. Associés à une vision mécanique du corps humain, les organes sont alors perçus comme les éléments détachables et mutuellement interchangeables d'une structure humaine. Mais cette décision n'a pas la clarté d'une vérité révélée, et la satisfaction qu'elle entraîne de se hisser au-delà des préjugés n'est qu'un autre préjugé qui consiste par exemple à ériger un choix de valeur en vérité absolue. Nul ne sort indemne d'un débat où s'affrontent des valeurs, des visions du monde, des raisons morales ayant toutes leur légitimité. Le statut du cadavre, surtout celui de la personne aimée, sollicite, en dernière analyse, le sens le plus intime du sacré pour chaque individu, il échappe à tout argument (Le Breton, 2008).

Bibliographie

Fox R.-C., Swazey J.-P., *Spare parts : organ replacement in American society*, Oxford, Oxford University Press, 1992.

Girard A., « Réticences au prélèvement d'organes : égoïsme ou résistance au biopouvoir ? Une question de catégorisation », *Sciences sociales et santé*, vol. 18, n°1, 2000.

Jonas H., « Against the stream. Comments on the definition and redefinition of death », *Philosophical essays : from ancient creed to technological man,* Englewood Cliffs, Prentice Hall, 1974.

Hertz R., *Sociologie religieuse et folklore*, Paris, PUF, 1970.

Houssin D., *L'aventure de la greffe*, Paris, Denoël, 2000.

Le Breton D., *Anthropologie du corps et modernité,* Paris, PUF, 2013 (1990).

Le Breton D., *La chair à vif. De la leçon d'anatomie aux greffes*, Paris, Métailié, 2008.

Le Breton D., *Des visages. Essai d'anthropologie*, Paris, Métailié, 2004.

Lock M., *Twice dead. Organ transplants and the reinvention of death*, Berkeley, University of California Press, 2002.

MacCarthy E., « Une philosophie non dualiste : le corps dans la philosophie japonaise contemporaine », in Bordeleau L.-P., Charles S., *Corps et science. Enjeux culturels et philosophiques*, Montréal, Liber, 1999.

Mauss M., « Essai sur le don », *Sociologie et anthropologie,* Paris, PUF, 1950.

Nancy J.-L., *L'intrus*, Paris, Galilée, 2000.

Ohnuki-Tierney E., « Brain death and organ transplantation : cultural bases of medical technologies», *Current anthropology*, vol. 35, n°5, 1994.

Pouchelle M.-C., « Transports hospitaliers, extravagances de l'âme », in Lautman F., Maître J. (sous la dir. de), *Gestions religieuses de la santé*, Paris, L'Harmattan, 1995.

Recham A., *De la dialyse à la greffe. De l'hybridité immunologique à l'hybridité sociale*, Paris, L'Harmattan, 2012.

Thomas L.-V., *Rites de mort,* Paris, Fayard, 1985.

Thomas L.-V., *Anthropologie de* la *mort,* Paris, Payot, 1975.

Rufo M., Burki M., « Les parents donneurs d'organes », *Neuropsychiatrie de l'enfance,* 1990, vol. 38, n° 4-5.

Tschui M., *Le don d'organes. Donneurs, greffés et soignants témoignent*, Paris, Anne Carrière, 2003.

Tymstra T. *et al.*, « Experience of bereaved relatives who granted or refused permission for organ donation », *Family Practice*, vol. 9, n°2, 1992.

Waissman R., *Le don d'organes*, Paris, PUF, 2001.

Weiner A., *Inalienable possessions : the paradox of keeping-while-giving*, Berkeley, University of California Press,1992.

Narrations niées : les invalidités ambiguës de la transplantation d'organes en Roumanie

Andrei Mihail

« Les histoires ne sont que des recueils d'anecdotes. Nous ne racontons pas des histoires ».

W. Masters, *Masters of Sex*

Introduction

« On ne connaît pas grand-chose, mieux vaut essayer à Fundeni » (hôpital de transplantation), me dit l'un des employés de l'Agence Nationale de la Transplantation en Roumanie (ANT). Il reconnaît que l'institution qui coordonne le Programme National de la Transplantation ne surveille pas l'état général post-transplantation du patient greffé et ne connaît presque rien sur la façon dont les greffés gèrent leur vie. À Fundeni, le plus grand centre de transplantation de Roumanie, la situation est similaire. L'hôpital fournit seulement la surveillance médicale post-greffe pour ceux qui habitent dans le sud du pays ; il n'existe pas de suivi institutionnel de l'état général ou de l'expérience psychosociale des greffés. Les seuls qui semblent connaître un peu plus ces expériences sont les infirmières de l'hôpital, qui ont plus de contact avec les greffés venus aux contrôles *postopératoires*. De toute évidence, ces informations ne sont pas utilisées dans le processus de la récupération du patient. Les médecins, les principaux architectes du système de santé roumain, préfèrent éliminer les narrations individuelles du processus médical. Leurs subjectivités rendent impossible ce que Michel Foucault appelle le traitement analytique de la maladie, qui constitue un ensemble de certitudes sur lesquelles nous pouvons déduire des calculs rigoureux (1973, p. 97). Par conséquent, la biomédecine élimine les

expériences individuelles du patient du processus de traduction des symptômes complexes et elle réduit les indicateurs de santé à leur dimension organique. Le regard scientifique médical est formé pour observer la maladie « au bout de la lentille théorique des formes particulières de la pratique » (Kleinman, 1988, p. 5) ; les récits ne passent pas à travers le filtre théorique de ces formes.

Dans ce contexte, j'ai commencé, il y a quatre ans, à suivre les expériences d'incorporation d'un organe étranger. Pendant ce temps, j'ai discuté avec des patients greffés, avec d'autres qui souffrent d'insuffisance rénale traitée par dialyse et aussi avec des malades qui ont dû recommencer la dialyse à cause du rein rejeté. La plupart des patients greffés avec lesquels je me suis entretenu font partie de l'Association des Personnes Greffées Roumaines (*Asociația Transplantaților din România* - ATR), une ONG qui fonctionne au niveau national, avec des représentations locales dans tous les départements, qui compte environ 2000 membres (greffés ou sympathisants). Grâce aux membres de l'association, des patients avec tous les types de greffe, j'ai pu suivre leurs expériences et leurs interactions. Les histoires qu'*ils m'ont racontées* au cours des rendez-vous individuels ou que j'ai recueillies pendant les événements auxquels j'ai participé ont une série d'éléments communs ; parmi eux on retrouve souvent la surdité institutionnelle et, dans une certaine mesure, sociale face à l'expérience de la transplantation. Cependant, pour cet article, j'ai décidé de me concentrer sur la greffe du rein. J'ai fait ce choix en raison du nombre plus grand de cas et parce que c'est la plus ancienne et la plus répandue chirurgie de transplantation (« Ils font les reins, comme l'appendicite, il n'y a plus rien d'inconnu », docteur néphrologue), mais aussi en raison de la dialyse, une procédure commune à toutes les greffes rénales. La dialyse est vitale pour le patient, mais elle provoque l'invalidité de l'individu qui est régulièrement branché au dialyseur. Considérant que l'expérience de la dialyse influence considérablement celle de la greffe, je lui ai accordé un intérêt particulier.

Par conséquent, je propose une approche phénoménologique de l'expérience de la greffe en relation avec l'évaluation institutionnelle du degré d'invalidité et du contexte qui produit l'interaction entre les greffés et les membres des commissions de l'évaluation du handicap. Pour mettre en lumière la construction de ces interactions et des processus qui font que les personnes greffées deviennent des personnes invalides, toutes les expériences humaines *doivent être mises* en égalité (Jackson, 1996, p. 2) ; ainsi, il faut écouter les récits dont elles émanent.

La promesse brisée de la transplantation

Le processus de la transplantation rénale commence dès le tout premier diagnostic de la maladie, se construit pendant la période de dialyse et dure tout au long de la vie du greffon. Les expériences subjectives sont en permanence inhibées par les médecins ou les *évaluateurs* qui poursuivent la précision des indicateurs quantifiables et mesurables des examens médicaux. Les expériences sont rejetées avant même la transplantation, comme le remarque l'un des médecins du centre de dialyse d'un des plus grands hôpitaux de Bucarest. « Je prends soin d'autres aspects, ceci n'est pas mon rôle, ni mon envie. Nous avons assez de problèmes médicaux à traiter, et c'est déjà beaucoup trop, dans le sens de l'effacement du problème que vous avez à traiter ». L'indifférence aux subjectivités de la maladie se retrouve à tous les niveaux du système roumain de transplantation. Les institutions qui gèrent le cadre de la transplantation s'appuient strictement sur le succès médical de l'intervention chirurgicale. Les politiques régulatrices de la qualité de vie des greffés et des processus sociaux qui influencent les expériences individuelles sont quasi inexistantes. Ce fait est aussi souligné par les bénéficiaires de ces politiques : « Cette agence ne devrait pas traiter seulement le médical, la transplantation en elle-même. Lorsque vous avez terminé avec cette personne, après que vous avez fait la transplantation, vous la jetez dans l'abîme pour qu'elle se débrouille. Ce n'est pas normal ! ».

La transplantation promet le retour de la santé et de la vie vécue avant le diagnostic de la maladie rénale et le début de la dialyse. Elle donne l'espoir de la récupération du sens de la vie perturbée par la maladie. Cependant, le malade réalise en sortant de l'hôpital que l'expérience se construit dans le cadre de différents processus configurés par de nouveaux acteurs auxquels il doit s'adapter, c'est une étape de resignification identitaire. Les narrations qui expriment ces nouvelles identités sont reconfigurées en fonction du discours des autres acteurs qui font partie du réseau social du greffé. L'expérience de la greffe, minimisée par le système biomédical, trouve refuge en dehors du discours officiel. Par le refus de leurs récits, les greffés se font refuser leurs individualités. La personne greffée est réduite aux propres valeurs objectives des résultats d'examens médicaux et ceci a comme effet secondaire d'évacuer toute la portée symbolique. Depuis que j'ai commencé à me documenter sur les expériences de la transplantation, les membres de l'ATR se sont toujours plaints des évaluations faites par les institutions non-médicales, indifférentes à la situation sociale post-transplantation du patient.

Le Ministère du Travail et de la Famille, qui développe le cadre juridique du fonctionnement des commissions d'évaluation, utilise préférentiellement des indicateurs de santé pour gérer des situations qui ne sont pas strictement limitées aux dimensions biologiques de la transplantation.

Malgré les pressions exercées par l'Association, le problème reste toujours d'actualité. Refuser les narrations signifie nier l'importance de l'expérience post-transplantation. L'ignorance de ces expériences produit, dans le cas de la Roumanie, l'invalidité du patient. Le paradoxe ? Même si la législation vise à fournir une série d'avantages fiscaux et sociaux pour la réintégration des greffés dans la société, les méthodologies d'application sont fondées sur un certain nombre d'indicateurs de santé qui, dans le cas de la transplantation, sont difficiles à quantifier. Dans ce cas, l'accès à la réinsertion est souvent basé sur les perceptions subjectives des membres des commissions, qui, selon l'instruction reçue, essaient d'éliminer l'expérience des patients du processus d'évaluation.

David Le Breton dit que « le savoir médical est en permanence débordé par les représentations du patient qui mêle ses peurs et ses fantasmes aux images culturelles » (2008, p. 307). L'histoire de ces biographies de la maladie se forme dans l'espace des intersections complexes des discours qui influencent l'expérience de chaque patient (Martin, 1994). Dans un cas comme dans l'autre, le système médical qui est en interaction avec les bénéficiaires de greffes découpe uniquement le fragment médical de l'histoire. Les acteurs étatiques refusent l'intégralité du puzzle pour fétichiser une seule pièce. Pour découvrir cette intégralité, ils devraient écouter, comme je le propose, les récits soulignant les expériences individuelles.

En Roumanie, l'accès à la Sécurité sociale facilitant l'intégration est basée sur le rapport d'une commission qui évalue le degré de l'invalidité du patient. Le rapport s'appuie sur les dossiers médicaux des individus, mais aussi sur l'évaluation subjective des membres des commissions départementales. Les problèmes commencent lorsque la loi définit l'invalidité ; elle encadre seulement ceux qui *n'ont pas les compétences nécessaires pour mener des activités quotidiennes normales*[1]. Les normes méthodologiques de l'application de la loi augmentent l'incertitude. Au cours des 12 premiers mois de fonctionnement du nouvel organe, la situation est claire : toute personne transplantée de rein reçoit le statut de handicapé grave. La situation se complique après : « l'évaluation du degré d'invalidité est basée sur le degré de récupération de la fonction rénale, en tenant compte des effets des médicaments immunosuppresseurs, du psychisme et de la coopération du patient »[2]. Un membre de l'équipe de l'ATR dit que l'organisation a déposé plusieurs plaintes auprès des institutions publiques procédant aux commissions d'évaluation. Pour l'ONG, les patients n'ont pas un début d'insuffisance fonctionnelle d'organe vital, comme le considèrent souvent les membres des commissions, mais une insuffisance fonctionnelle d'organe vital en phase terminale, qui est traitée par la transplantation. Celle-ci n'est pas un remède qui guérit l'insuffisance rénale mais une prouesse médicale qui la traite. La transplantation est seulement un remplacement amélioré de la dialyse dans le traitement des maladies qui provoquent l'insuffisance rénale. En réalité, il existe plusieurs organismes, plusieurs aspects de la même maladie, sans qu'ils soient fragmentés. Cette pluralité construit « une seule maladie multiple » (Mol, 2002, VIII), elle est composée par les divers rapports corporels appartenant à ceux qui sont en interaction avec la maladie. Le refus de l'aspect multiple de la maladie par les autorités peut invalider le malade en période post-transplantation.

---

[1] Loi 448/2006.

[2] Ordre Gouvernemental 762/1992 (31 août 2007).

La maladie est la somme des perceptions, des stratégies de gestion et des réponses que le patient et son réseau social construisent autour des symptômes et des effets secondaires d'un problème médical (Kleinman, 1988, p. 3). Telle qu'elle est perçue par les patients, la greffe n'implique pas la guérison mais le traitement des maladies rénales chroniques.

La maladie persiste dans les deux cas : la dialyse et la transplantation. Non seulement le traitement et les procédures médicales changent, mais aussi l'autonomie ressentie par l'individu. L'expérience de la maladie est construite dans le cadre social quotidien du greffé par la négociation et le partage des significations avec les individus et les discours qui sont en interaction avec lui (Kleinman, 1988, p. 186). C'est une expérience intersubjective (Kleinmann, 1992) qui transfère et contextualise les significations privées de la maladie (Kleinmann, 1988, p. 31). Les éléments singularisés du quotidien diffèrent des éléments de l'expérience construite parmi les forces communes des vies individuelles (Jackson, 1996, p. 71). Par conséquent, pour comprendre l'expérience et, donc, la maladie, ce qui importe c'est le sens de l'incorporation, la signification subjective d'être un corps (Ciocan, 2013, p. 7). C'est la clé pour déduire comment les structures de l'expérience sont enracinées dans la vie quotidienne (Turner, 1981, p. 140).

Les narrations ne doivent pas être considérées comme obstacles, comme limitations de la connaissance objective du corps humain et de sa maladie. Elles ouvrent le regard sur les structures des significations propres à chaque individu (Hayden, 1981, p. 1). Les narrations sont le pont qui unit la pratique au discours (Jackson, 1996, p. 39). L'histoire est façonnée par l'expérience du corps, qui lui construit les formes et lui indique les directions (Frank, 1997, p. 27). Elle parle, en effet, de la relation qui se produit entre le corps, la maladie et l'état de l'individu (Frank, 1997, p. 27). Les vieilles histoires de la vie perturbée par la maladie sont *mises* à *part* pour être remplacées par de nouvelles qui décrivent le nouveau contexte social de l'individu (Frank, 1997, p. 1). Refuser d'écouter les histoires du patient signifie nier les réalités complexes du sujet malade.

La censure sociale des narrations

Le besoin de raconter apparaît dès les premiers moments postopératoires. Ioana est transplantée depuis plusieurs années, quand elle était encore au lycée. La greffe a bien fonctionné dans les premiers mois, mais une bactérie contractée dans un hôpital lors d'un contrôle l'oblige à rester au lit depuis plus d'un an. Comme aucun des traitements reçus ne l'a guérie, Ioana a consulté plusieurs médecins de Roumanie et de l'étranger. L'une des grandes différences qu'elle remarque entre l'approche médicale roumaine et celle de l'hôpital européen où elle a été admise est l'ouverture existante sur les histoires et les expériences.

En Roumanie, des psychologues ont récemment commencé à travailler dans les grands centres de transplantation et de dialyse, mais leur importance est souvent négligée. Souvent ils n'ont pas assez de temps pour discuter avec tous les patients et ne disposent pas d'un cabinet qui offre le calme et l'intimité nécessaire pour une telle consultation. Valeria, psychologue dans un centre de dialyse de Bucarest, se plaint que de nombreux patients peinent à discuter dans les salles dépourvues d'intimité. L'impossibilité d'exprimer les expériences apparaît dans les phases antérieures à la transplantation et continue dans la période postopératoire. Quand elle est sortie de l'unité de soin intensif, Ioana a senti « le besoin de parler à quelqu'un. Il nous arrive des choses et nous

nous demandons si elles sont normales ou pas, et personne ne nous aide à les dépasser. À l'étranger, ils nous parlent, ils s'intéressent à notre situation ; ce n'est pas comme ici où on n'entend rien des docteurs ». George confirme le désintérêt du système médical pour les narrations de la greffe : « il devait y avoir aussi un psychologue à qui parler pour au moins cinq minutes. Mais personne ne s'en soucie. Vous avez fait la greffe et c'est tout ».

L'histoire de la maladie de Mihnea, qui ne trouvait pas de diagnostic dans le système médical romain, l'a aidé à se faire greffer dans un autre pays. Le financement de sa greffe a été d'abord refusé par les autorités roumaines ; alors il a réussi à raconter son histoire à une chaîne de télévision nationale pour amasser les fonds dont sa survie dépendait. Dans le contexte d'histoires dramatiques qui intéressent les télévisions, Mihnea a réussi à convaincre le public de donner la somme nécessaire pour l'opération. L'histoire de la maladie et ses effets, refusés par le système médical, ont été repris par les médias, transformés en spectacle et livrés comme unique façon d'accéder à l'opération à l'étranger. Les télévisions proposent une forme d'écoute des histoires de la maladie adaptée à des scénarios qui la fictionnalisent. Encore une fois, les récits individuels sont censurés et le patient sent son corps exclu du groupe social auquel il appartenait.

La dialyse et la transplantation rénale peuvent aussi mener à la désintégration des relations personnelles qui existaient avant la maladie. Le manque de volonté d'écouter leurs amis pour essayer de comprendre leur état apparaît chez beaucoup de gens qui constituent le cercle social des greffés. Les préjugés basés sur la méconnaissance des informations élémentaires de la transplantation et le refus d'écouter leurs amis produisent la rupture des relations sociales existantes avant la maladie. Les limites corporelles imposées par les médicaments immunosuppresseurs et les complications postopératoires peuvent, à leur tour, avoir un impact sur ce phénomène. Les restrictions alimentaires, les limitations liées à l'immunité affaiblie ou les effets des virus potentiels sur les corps sensibilisés construisent une nouvelle expérience, différente de celle d'avant la maladie. Je fais référence aux expériences postopératoires communes à la plupart des greffés. Ioana, dont l'état s'est aggravé à cause des complications, se plaint du manque d'amis : « Qui peut me suivre ? Qui me rend visite ? Les jeunes ont d'autres choses à faire. Les seuls amis sont en ligne, mais je ne peux pas les appeler réellement des amis. Si l'un dit : allons boire un jus, et je lui réponds que je ne peux pas sortir, il n'est plus mon ami ». Le seul ami d'Ioana est le prêtre de l'église du quartier : « Je lui parle comme à quelqu'un de mon âge. C'est phénoménal ! ». L'image de la maladie peut aussi effrayer les amis potentiels. Pour parler à Ioana, dont l'immunité est affaiblie par le virus, j'ai dû changer de vêtements et désinfecter mes mains et mes bras. Dans ce contexte, dit la jeune fille, peu de gens veulent interagir avec elle et entendre son histoire. Olga a *rencontré le même problème.* Cette femme de 58 ans a obtenu le rein de sa mère. Trouver un organe compatible aussi vite l'a sauvée d'un certain nombre d'années de dialyse ; cependant, elle a dû reprendre l'épuration à cause du rejet qui a eu lieu 11 ans après la transplantation. En me parlant couchée sur son lit pour que le dialyseur purifie son sang, Olga raconte comment les relations avec les amis se sont modifiées après la greffe. La peur des virus et des bactéries dangereuses pour son corps à faible immunité lui a fait éviter les rencontres avec ses amis, qu'elle n'a plus invités chez elle. La femme avoue que, en quelque sorte, depuis qu'elle a commencé la dialyse, elle a moins de soucis grâce à l'amélioration de l'immunité en raison de l'arrêt de l'immunosuppresseur.

Rodica, une femme de 50 ans, dont le greffon fonctionne depuis plus de 8 ans, dit que c'était très difficile sans le soutien des autres : « Les gens voient que vous êtes malade, ils sont fatigués par votre mal, et on finit par ne plus avoir envie d'eux ; quelque chose est cassé ». Magda, l'une des directrices de l'ATR, mentionne des femmes membres de l'association qui, après la transplantation, ont été abandonnées par leurs époux en raison de la régularité avec laquelle elles devaient se présenter aux contrôles postopératoires. De nouveau, la transplantation trompe sa promesse ; la libération de la dialyse et la démédicalisation quotidienne se produisent partiellement. Les greffés viennent après de longues périodes de dialyse, une procédure qui impose de fortes limitations physiques et sociales. Pendant ce temps, les individus abandonnent en général leur travail et doivent tempérer d'autres comportements antérieurs. La dialyse handicape par les difficultés qu'elle impose dans l'exercice des rôles sociaux des patients. Par exemple, les jeunes ne peuvent plus participer au soutien financier de la famille, l'autonomie est remplacée par la dépendance. Au cours de la dialyse le patient ne peut plus travailler, ne peut plus manger les mêmes choses qu'avant, ou quitter la ville aussi facilement ; le patient est, pratiquement, un handicapé social de la médicalisation. Trouver un nouvel organe donne de l'espoir pour récupérer l'ancienne vie. Le greffé passe par un processus de reconfiguration de la médicalisation, à travers les contrôles médicaux fréquents et les limitations des médicaments immunosuppresseurs. Ce processus de remédicalisation améliore l'autonomie individuelle jusqu'à un certain point. Alexandru, greffé depuis cinq années, résume, après une longue discussion sur sa situation familiale, ses relations avec les amis et collègues de travail : « les greffés ne sont pas considérés par les autres comme des hommes normaux. Pour ceux qui nous entourent, nous ne sommes pas des gens normaux. Tous suivent l'idée que si tu as un autre organe, tu es quelqu'un d'autre. Nous ne sommes pas des êtres à part. (...) Beaucoup croient que nous devenons des cyborgs, des robots ».

Travailleur ou invalide

L'empathie, le désir des autres de comprendre les problèmes posés par la transplantation sont aussi nécessaires au travail. Plusieurs de mes interlocuteurs, membres de l'ATR, se sont plaints que, après des années de dialyse pendant lesquelles ils n'ont pas travaillé, ils ont du mal à trouver un emploi après avoir été greffés. Ceux qui ont réussi à garder leur emploi pendant la dialyse ont réussi plus facilement à retrouver un travail après la chirurgie. Le soutien et la compréhension des collègues ont été essentiels pour eux. Rodica se souvient des collègues qui l'ont aidée à travailler longtemps après le début de la dialyse : « En sachant que je fais de la dialyse, j'ai travaillé à temps partiel... et mes collègues le savaient. Dieu est le seul à savoir pourquoi, mais à cette époque c'était différent. Les gens étaient plus compatissants. Ils ne me laissaient pas faire les choses les plus difficiles ». La même chose est arrivée à Iacob qui, après avoir commencé la dialyse, a réussi à conserver son emploi autant qu'il en a eu besoin pour accumuler ses années de retraite et ne plus dépendre des évaluations des commissions. L'appui des collègues a été essentiel ; ils ont pris en charge les tâches qui nécessitaient un effort physique soutenu, l'ont remplacé quand il faisait la dialyse et l'ont traité comme si la maladie n'était qu'un fragment ordinaire du quotidien.

J'ai retrouvé Gheorghe chez lui, un mercredi à midi. Il m'a dit que je pouvais lui rendre visite à tout moment pour parler de la greffe, car il est à la retraite et il passe beaucoup de temps chez lui. Il a dû prendre sa retraite parce qu'il ne pouvait plus continuer à travailler après avoir commencé la dialyse. A cause du programme *exigé* par celle-ci, Gheorghe a dû abandonner son travail : « J'allais à la dialyse comme au boulot ». En l'absence d'un cadre organisationnel qui encourage l'activité professionnelle des patients, la médicalisation créée par la dialyse est de plus en plus présente dans la routine quotidienne des patients. Plus la période est longue, plus l'expérience est traumatisante et difficile à surmonter après la transplantation. Comme beaucoup d'autres, Gheorghe n'a pas réussi à retrouver un emploi. La longue inactivité, mais aussi la méfiance des employeurs vis-à-vis de leurs capacités au travail compliquent leurs tentatives de retrouver un emploi. Encore une fois, les greffés sont confrontés à une situation d'exclusion. Ils ne peuvent pas récupérer leurs rôles sociaux d'avant l'aggravation de la maladie rénale et de la dialyse.

La réinsertion sociale des greffés, c'est-à-dire leur retour à une vie active, est le but des politiques sociales de l'État. La Loi 448/2006, relative à la protection des droits des personnes handicapées, repose sur plusieurs principes : l'accès illimité à l'environnement, à l'information et aux communications physiques, l'adaptation au milieu de travail, un budget personnel complémentaire, etc. Construite dans un cadre biomédical, la loi est basée sur les indicateurs de la santé pour déterminer qui a besoin d'aide afin d'avoir un emploi, un revenu décent et une augmentation de l'autonomie corporelle. Tous les patients en état post-transplantation ont, légalement, le droit d'être inscrits sur la liste des personnes avec handicap. Le nouveau statut permet l'accès à des incitations fiscales pour encourager l'initiative économique et l'employabilité, il offre des aides matérielles à ceux qui ne réussissent pas à trouver un emploi et leur donne le droit d'avoir un accompagnateur en cas de difficulté de mouvements.

Les problèmes surgissent après la première année de fonctionnement du greffon. Il faut retourner chaque année pour évaluer l'incapacité individuelle, pour établir le degré de handicap et fixer le montant des bénéfices. Les problèmes sont créés par la structure de l'évaluation qui implique une dimension subjective de l'évaluateur. Celui-ci, formé à suivre les indicateurs médicaux, laisse de côté les narrations individuelles des greffés qui soulignent la construction sociale du handicap. La nature subjective de ces décisions est visible à travers l'écart d'évaluation des individus ayant le même problème. Selon le département de résidence et les membres de la commission, les classifications du handicap diffèrent. Les évaluations subjectives du handicap limitent ainsi l'accès à la Sécurité sociale. « Par exemple, à Bucarest ils interprètent autrement qu'à Satu Mare, ou à Constanța. L'application de la loi concernant les handicapés dépend de ces personnes », explique Alexandru, en tant que membre de la direction de l'ATR. Souvent le caractère personnel des évaluations pénalise les patients. Tous les greffés se plaignent des évaluations des commissions.

« On n'existe pas, personne ne sait rien de nous. Nous ne sommes pas inclus dans quoi que ce soit ». L'expérience d'Ioana est commune à tous. Rodica décrit les moments passés devant la commission : « Je pense que certaines personnes pensent que nous sommes en bonne santé et sans aucun problème. Il y a des commissions dont notre retraite dépend, il y a des commissions d'invalidité où les gens n'ont aucune idée de ce qu'est une greffe. Ils n'ont d'ailleurs aucune idée ! Ensuite, il est très difficile de communiquer parce que vous n'êtes pas compris. Et ce n'est pas seulement ça ; nous sommes considérés comme des criminels qui veulent prendre l'argent de l'État, ce qui est absurde ». Les greffés sont confrontés à une situation paradoxale. Ils doivent intensifier leur image de handicapés pour avoir accès aux prestations qui les aideraient à mieux gérer les invalidités sociales. L'expérience de Magda le confirme. L'apparence physique du corps sain capable de performances semblables à celles des humains sans greffe cause le déni des récits de la transplantation par les évaluateurs :

« La commission ne comprend rien à cette transplantation. D'après les discussions que j'ai eues avec eux, ils me demandent : « mais, vous n'êtes pas guérie ? » D'un point de vue médical, oui, nous le sommes, mais nous avons besoin de protection et c'est ça qu'ils ne peuvent pas comprendre. Quand je leur ai dit que nous prenons les médicaments immunosuppresseurs pour toute la vie en raison de notre vulnérabilité aux microbes, la dame est restée coincée. "Ah bon, cela signifie que vous avez vraiment besoin de protection". Mais combien d'entre eux offrent cette réponse ? Je me présente devant la commission pour renouveler le certificat d'invalidité depuis 11 ans, chaque année. Il y a la grande foule, on attend pendant 2 à 3 heures avant son tour. Ils prennent vos documents, ne les regardent même pas, vous notent dans un cahier, et vous demandent de revenir dans trois semaines. L'année dernière, je leur ai dit : si cela ne vous dérange pas, j'ai une greffe et je ne peux pas attendre dans la foule, debout pendant 2 à 3 heures. L'employé s'excuse en disant qu'il n'a même pas regardé le diagnostic. Je leur ai demandé de m'envoyer la commission chez moi. Ils sont venus ; après environ trois jours ils étaient chez moi. Ils m'ont téléphoné pour me demander si, à l'heure prévue, je serai à la maison ou à la dialyse. C'est la première chose qu'ils m'ont demandée ; j'ai un diagnostic depuis 10 ans, avec l'analyse du rapport du médecin, et je leur ai dit que c'est une greffe, et l'un d'eux me répond : madame, mais qu'est-ce que cela signifie, une greffe ? Ensuite, ils m'ont posé quelques questions que je n'ai pas comprises. Ils m'ont demandé si je pouvais m'habiller, si je pouvais aller aux toilettes toute seule, plein de choses sans logique. Je voudrais qu'ils me demandent d'autres choses : sur ma protection, par exemple. (...) Partout où vous allez là-bas, on vous dit : non, vous êtes guérie. Pour les greffes de rein, ils donnent le degré 1 (grave) au cours des 12 premiers mois et après ils tiennent compte de l'état mental du patient, des médicaments, des analyses ; et si ta créatinine est de 1,4, alors vous êtes (bien sain) très bien ».

Elle dit aussi que le soutien financier direct est le moins significatif des bénéfices reçus. Son avis, en tant qu'ancien membre actif d'ATR, est que le plus important support prévu par l'octroi du degré d'invalidité est la protection concernant les limitations corporelles au travail. Celles-là sont importantes pour créer le contexte qui permet au greffé un accès plus facile au marché du travail. « Nous nous battons pour le degré d'incapacité parce que beaucoup d'entre nous sont jeunes et ont besoin de s'engager. Ils ont besoin de protection sociale, car ils veulent travailler quelque part, mais ils subissent toute sorte de restrictions ».

Tous ces détails font partie de l'expérience de la transplantation. Elle est construite dans l'intersection des conséquences intérieures produites par la greffe et la sphère sociale dans laquelle la personne se retrouve après la chirurgie. Les mécanismes sociaux qui produisent de nouveaux contextes peuvent être manipulés par le système social pour améliorer la qualité de vie des personnes transplantées. Pour cela, les acteurs influençant la politique doivent tenir compte d'autres facteurs autres que médicaux. Leur refus peut entraîner la marginalisation des greffés. Un phénomène de handicap social apparaît ;

l'individu paraît capable d'effectuer la plupart des rôles qu'il jouait avant l'aggravation de la maladie, mais ne peut pas le faire parce que l'accès lui en est restreint. La maladie perturbe le sens donné par le patient à sa propre vie. Les narrations ont la capacité de réparer ces dommages (Frank, 1997, p. 53). Par conséquent, leur refus entraîne l'augmentation des dommages causés par la maladie, même après une transplantation.

« Le problème est que la loi dans ce domaine est un échec. Elle a été votée en 2003, le sens de ses termes est ambigu. Cela devrait être comme ça : elle cadre le malade ici ou là. Je veux dire, par la limitation de sa capacité de travail (pour certains cas, la loi leur interdit de travailler s'ils veulent garder leurs avantages, même si leurs besoins excèdent la compensation) ; c'est ça le handicap, pas la maladie. J'aurais préféré ne pas avoir affaire avec ce problème du handicap pour travailler. Maintenant je reste à la maison et je m'ennuie ». Comme beaucoup d'autres, Gheorghe considère l'incapacité de retourner au travail comme essentiel pour définir le caractère invalidant de la transplantation. Après la dialyse, dont la régularité entrave considérablement les options professionnelles du patient, le greffé espère retrouver l'autonomie nécessaire pour trouver un emploi. Après l'année de récupération postopératoire, le patient essaye de retrouver son quotidien et les activités perturbées par la dialyse. La réticence des évaluateurs face à la nouvelle situation prolonge souvent la période d'invalidité sociale produite par la dialyse.

La dialyse cristallise les routines quotidiennes du malade. « Je suis le programme que la dialyse me fait. Je ne fais pas tout seul mon programme. Mon programme de dialyse est tous les mardis et vendredis », dit Thomas qui souffre d'insuffisance rénale depuis presque un an. Il raconte qu'il a dû abandonner son travail après avoir été diagnostiqué à cause du programme requis par la procédure médicale qui était incompatible avec celle de son travail. Sa chance est qu'il a pu s'engager comme chauffeur de taxi ; comme ça il peut sortir en voiture quand il veut, sans aucune restriction. Sans activité, Thomas aurait du mal à vivre son quotidien :

« Que faire à la maison toute la journée ? Regarder la télévision et dormir ? Je vais à la cuisine, je fume une cigarette, je bois un café, je mange, je descends et remonte parce qu'il fait trop froid ou trop chaud. En ayant du travail, j'ai quelque chose à faire, je ne deviens pas fou. J'ai ma voiture, je pars à 5 heures et reviens à 18 heures. Je m'arrête dans la ville, je mange, je parle aux mecs, aux collègues que je connais depuis des années, je bois un café, un soda, j'échange un mot, j'emmène mes clients habituels à gauche et à droite. C'est ça mon travail ».

La possibilité de travailler, de faire partie d'un cercle social, dans le cas de Thomas, diminue le degré d'invalidité du corps dialysé. Sébastian, lui, est sous dialyse depuis 6 ans ; la procédure l'a forcé à renoncer aux emplois fatigants qui lui demandaient trop de temps. Après avoir travaillé comme garçon, électricien et cuisinier, Sébastian a réalisé qu'il devait quitter ses métiers qui nécessitent une présence régulière et longue au travail. « La maladie, en 6 ans, m'a achevé. J'ai une retraite de handicapé car je ne peux plus travailler. Combien travailler ? Deux heures ? Ça ne vaut pas le coup, je risque de tomber bien plus malade. Je ne peux plus supporter le stress. Eh bien, j'ai besoin de repos, j'ai besoin de calme ». La transplantation promet la délivrance de la dialyse, de ses effets corporels et le retour à l'autonomie d'avant : « Après la greffe je ne resterai pas les bras croisés. Je vais travailler au moins 8 heures. Je vous le dis. Si je suis en bonne santé, au moins 8 heures. Pas plus, car j'en serai incapable ».

Rasvan, un médecin qui travaille à l'hôpital de Bucarest, reconnaît, dans les entretiens menés avec les patients, que, outre la dépendance qui caractérise la dialyse, trouver un emploi peut être difficile en raison de la stigmatisation. Valeria, la psychologue du centre de dialyse où je mène mon étude, a aussi observé les perceptions négatives des employeurs qui amplifient le handicap de ceux qui sont sous dialyse : « La plupart des employeurs les considèrent comme des personnes handicapées. Vous, si vous allez leur parler, vous vous rendez compte qu'ils vont bien ». Valeria confirme ainsi que la perception du handicap peut influencer les rapports aux patients. Les employeurs refusent les dialysés à cause de l'invalidité qu'ils pensent que ces derniers ont. Habituée à être attentive aux histoires des patients de par sa formation, elle voit que ce n'est pas un handicap au sens médical du terme, mais un handicap social imposé par la dialyse. L'ambiguïté de l'accès aux prestations sociales quasiment instituée par les commissions d'évaluation fait que certains patients en dialyse hésitent à s'inscrire sur la liste d'attente d'un greffon par crainte de perdre les prestations incontestables auxquelles ils ont droit en dialyse. Le degré de handicap grave, avec la possibilité d'avoir un accompagnateur, est une certitude de la dialyse, qui risque de disparaître après la transplantation. Dans l'incertitude de trouver un nouvel emploi après la transplantation, certains patients préfèrent continuer la dialyse qui leur assure la sécurité de revenus.

Le refus des prestations sociales rend difficile l'accès du greffé à l'emploi et à la mobilité. Les problèmes des évaluations postopératoires compromettent la promesse de la transplantation de libérer le corps malade de l'invalidité de la dialyse. En s'appuyant uniquement sur des indicateurs objectifs inhérents aux valeurs du corps non affecté par la maladie, les évaluateurs rendent problématique le statut d'invalidité des personnes évaluées : « Beaucoup ont dit, mais comment peut-elle être handicapée, on ne voit rien ? Mon handicap n'est pas visible. Ils ne voient que moi comme personne, pas ma maladie », confirme ainsi Magda le problème de « voir » le handicap. Le regard médical, pour paraphraser Michel Foucault (1973), élimine la subjectivité narrative de la maladie pour construire une méta-narration strictement fondée sur les indicateurs scientifiques quantifiables des tests standardisés et des évaluations médicales. Le greffé voit la dimension humaine de son nouveau statut diminuée par la considération excessive du côté biologique de la greffe (Recham, 2012).

Parfois, l'acceptation du handicap crée une expérience plus humanisée de la transplantation. Les narrations de la transplantation ne sont acceptées dans la prise en charge de l'invalidité que quand elles sont intégrées dans les critères médicaux. Ioana a reçu une aide psychologique après avoir reçu le degré d'invalidité : « On voit des psychologues, mais vous savez comment ? Avec ce handicap. On peut faire ça, demander un psychologue à la maison. Donc, pas parce que vous avez un greffon, mais parce que vous êtes handicapé ». Comment est évalué le handicap par les greffés ? « Faire une transplantation, c'est un handicap parce que, du point de vue médical, vous n'êtes plus comme vous étiez avant, dans le sens qu'on dépend des analyses, des médicaments. Vous devrez rester loin de toutes sortes de choses, des foules, du travail, car vous avez une immunité faible. Il y a un handicap de l'homme par rapport à la société. Beaucoup ne comprennent pas cela, c'est la différence entre handicap et invalidité ». Gheorghe distingue le handicap de l'invalidité. Pour lui, être handicapé est équivalent à une infirmité physique ou mentale qui réduit la possibilité d'avoir une vie active au sein des propres groupes sociaux.

En revanche, l'invalidité désigne l'incapacité d'accomplir les rôles sociaux assumés, en l'occurrence, avant le diagnostic de la maladie et de son traitement par la dialyse. Pour les greffés, l'invalidité survient à travers un corps qui ne présente plus les avatars médicaux du handicap.

En refusant l'accès à la sécurité qui pourrait les aider à retrouver les positions sociales détenues avant que la maladie s'installe, les commissions d'évaluation produisent une forme d'invalidité pour les greffés, les poussent dans une position insulaire au sein de la société (Ancet, 2014, p. 115). Par leurs décisions, les commissions refusent aux corps leur dimension de sens. L'isolement social les fait perdre, ainsi, leurs valeurs morales (Le Breton, 2008, p. 295). L'intégration sociale est l'une des difficultés les plus problématiques des greffés, estime Gheorghe : « Pas d'ami, pas de famille, personne pour t'aider. Cela signifie aussi trouver un travail. Il est connu que ceux qui ont une greffe ne trouvent pas de travail. Et nous sommes des gens normaux, mais les gens *(en référence aux employeurs)* ne veulent rien avoir affaire avec nous », fait-il remarquer. Comme le note Jean-Luc Nancy en parlant de ses propres résultats de la greffe du cœur, la transplantation produit l'ambiguïté des rôles sociaux antérieurs (2000, p. 41), un processus renforcé dans le cas roumain par les évaluations des commissions. L'histoire de Gheorghe complète l'analyse du philosophe français : « Après la greffe nous sommes classées comme des personnes en bonne santé. Nous le croyons aussi au début. Mais si nous ne sommes pas employés par personne, au moins qu'on nous donne des aides sociales. Nous avons besoin de médicaments, de contrôles ». Le greffé est contraint d'osciller entre le statut de valide au regard des institutions et celui d'invalide qu'il éprouve à chaque fois qu'il veut travailler ou récupérer certaines de ses anciennes activités.

L'identité des greffés est relationnelle (Le Breton, 2013) ; elle est influencée par le contexte social dans lequel l'individu vit. Dû, entre autres, aux décisions qui lui sont imposées par l'évaluation de la commission, le retour désiré à une vie similaire à celle d'avant la maladie devient une utopie. Ainsi, pour le greffé, la transplantation produit une altération de la définition de soi-même (Sharp, 1995, p. 360). David Le Breton parle des effets de l'invalidité sur l'individu, processus amplifié en Roumanie par le statut formel du greffé devant les institutions, mais aussi par la rupture des liens sociaux existants avant la maladie. Le sociologue français dit que l'échec est internalisé individuellement, ce qui lui fait perdre la confiance en soi et se sentir en plus indésirable (Le Breton, 2013, p. 45). Cette honte l'écarte de la communauté humaine (Le Breton, 2013), ce qui entraîne un sentiment d'insignifiance qui mène à la perte de la dignité humaine (Le Breton, 2013, p. 44). Par l'invalidité construite, les institutions d'évaluation produisent ce que David Le Breton appelle des personnes à statut intermédiaire, des individus entourés par l'aura obscure de leur propre définition sociale (2003, p. 2). Ils deviennent une société de rémission (Frank, 1997), un groupe qui porte les apparences de la santé, même si, en raison des effets des pathologies et du contexte, il ne peut jamais être considéré comme guéri.

Conclusion

La transplantation rénale impose au corps certaines restrictions qui peuvent limiter le retour de l'individu aux activités et aux pratiques interrompues par la dialyse. C'est une forme d'invalidité ambiguë par sa définition médicale, qui se concentre principalement sur les variations des indicateurs. Les problèmes de participation aux activités quotidiennes doivent nécessairement se retrouver aussi en termes médicaux ; un corps qui ne peut plus être utilisé dans la totalité de sa capacité doit présenter des indicateurs du défaut. L'ambiguïté de la transplantation est produite précisément par l'absence de ces indicateurs. L'invalidité causée par des restrictions médicales s'accompagne d'une invalidité sociale, extension de la période de dialyse. Malgré l'autonomie considérablement améliorée, les greffés sont déçus par la promesse de retour inassouvi à la vie saine qu'ils vivaient en pré-dialyse. Le problème du retour à l'emploi après des années d'absence causées par la dialyse et l'anxiété d'interagir avec d'autres personnes causée par la peur de tomber malade due à une faible immunité peuvent placer le greffé dans une bulle qui le sépare des rôles sociaux qu'il espérait récupérer.

La reconnaissance comme personne handicapée vise à aider ceux dont la santé limite l'autonomie et qui pour diverses raisons ne peuvent récupérer un style de vie satisfaisant. Les prestations sociales s'additionnent à l'autonomie corporelle récupérée après la transplantation. Celle-ci est encadrée par la législation qui fixe le cadre juridique nécessaire pour faciliter aux greffés le retour à une vie semblable à celle d'avant la dialyse. La promesse de la transplantation est violée ainsi par un statut personnel confus, construit par les actions des commissions d'évaluation. L'ambiguïté du statut de la transplantation au regard des commissions empêche les greffés de récupérer leurs rôles sociaux. Ces difficultés ainsi que le traitement immunosuppresseur renforcent les barrières médicales autour de la transplantation. Celles-ci persistent tant que la perspective non-médicale et l'expérience de la greffe ne sont pas prises en compte. Les narrations mettent en relief les processus et les acteurs qui construisent cette expérience ; les écouter, les comprendre et les accepter fournissent une clé de lecture qui permettra d'améliorer l'état postopératoire du patient et de limiter le handicap produit par l'incorporation d'un organe étranger.

Bibliographie

Ancet P., « Après l'accident : renaître à un autre corps », in Le Breton D., Butnaru D., *Corps abîmés*, Québec, Les Presses de l'Université Laval, 2014, pp. 109-118.

Ciocan C., *Întruchipări. Studiu de fenomenologie a corporalității*, Bucarest, Humanitas, 2013.

Foucault M., *The Birth of the Clinic : An Archeology of Medical Perception*, Londra, Tavistock Publications Limited, 1973.

Frank A., *The Wounded Storyteller. Body, Illness, and Ethics*, Chicago, The University of Chicago Press, 1997.

Jackson M., *Things As They Are : New Directions in Phenomenological Anthropology*, Bloomington, Indiana University Press, 1996.

Kleinman A., « Local Worlds of Suffering : An Interpersonal Focus for Ethnographies of Illness Experience », *Qual Health Res* (1'2), 1992, pp. 127-134.

Kleinman A., *The Illness Narratives. Suffering, Healing and the Human Condition*, New York, Basic Books, 1988.

Le Breton D., *Des visages*. Paris, Editions Métailié, 2003.

Le Breton D., *La chair à vif : De la leçon d'anatomie aux greffes d'organes*, Paris, Editions Métailié, 2008 (1993).

Le Breton D., *La peau et la trace : Sur les blessures de soi*, Paris, Editions Métailié, 2013.

Le Breton D., « Mûrir sa mort : ambivalence et soins palliatifs » *Jalmalv* (2013), pp. 43-58.

Martin E., *Flexible Bodies : Tracking Immunity in American Culture from the Days of POLIO to the Age of AIDS*, Boston, Beacon Press, 1994.

Mol A., *The Body Multiple : Ontology in Medical Practice*, Durham şi Londra, Duke University Press, 2002.

Nancy J.-L., *L'intrus*, Paris, Editions Galilée, 2000.

Recham A., *De la dialyse à la greffe, De l'hybridité immunologique à l'hybridité sociale,* Paris, L'Harmattan, 2012.

Sharp L., « Organ Transplantation as a Transformative Experience : Anthropological Insights into the Restructuring of the Self », *Medical Anthropology Quarterly*, 1995, pp. 357-389.

Turner V., « Social Dramas and Stories about them », in Mitchel, W.J.T., *On Narrative (A Critical Inquiry Book)*, Chicago, University of Chicago Press Journals, 1981, pp. 137-164.

White H., «The Value of Narrativity in the Representation of Reality », in Mitchell, W.J.T. *On Narrative (A Critical Inquiry Book)*, Chicago, The University of Chicago Press Journals, 1981, pp. 1-24.

L'imaginaire du gras : lecture anthropologique

Ali Recham

Introduction

L'obésité frappe de plein fouet la société algérienne. Les chiffres donnés par l'OMS sont à la fois éloquents et alarmants : environ 6 millions de cas entre personnes obèses et en surpoids, 53% de femmes, 36% d'hommes et 15,9% d'enfants. Aujourd'hui, aucun indice ne plaide pour le recul de ces statistiques, voire tous les éléments sont favorables à leur explosion. Les transformations économiques et culturelles que l'Algérie traverse à grand-peine favorisent davantage la prise du poids. En outre, l'imaginaire socioculturel traditionnel, bien que désagrégé, encore relativement actif, apprécie le gras et, par conséquent, érige des résistances à la perte du poids.

Néanmoins, la population n'est pas restée inerte et murée dans une vision ancienne qui voyait dans la surcharge pondérale un signe de santé et d'esthétique. Elle est réceptive au discours médical qui incrimine l'obésité dans la quasi-totalité des maladies. Par ailleurs, la génération d'aujourd'hui adhère à la modernité[1] qui jette son dévolu sur le maigre et fait de la silhouette élancée un modèle de beauté sans partage.

L'étude dont nous exposons ici une partie porte sur l'expérience de l'obésité chez les jeunes dont le corps et l'apparence prennent une place prépondérante. Notre analyse s'appuie sur une enquête de terrain basée sur des

[1] Sous l'influence de la morale bourgeoise, la modernité jette son dévolu sur la minceur car elle est l'aspect extérieur qui exprime mieux ses valeurs, à savoir le souci et le contrôle de soi.

entretiens semi-directifs[1] effectués avec des personnes en surpoids et en état d'obésité sans distinction de degré de surcharge pondérale. Pour les sélectionner, nous nous sommes fié à l'apparence et au vécu, et nous avons jugé inutile de recourir à l'indice de masse corporelle IMC pour calculer la relation entre la taille et le poids. D'ailleurs, sur le terrain, nous nous sommes rendu compte des limites de la généralisation de l'IMC[2]. Ce qui est considéré comme surpoids, obésité, poids santé… au regard de la médecine moderne ne l'est pas dans les représentations sociales encore sous l'influence relative des normes traditionnelles. Souvent chez les personnes âgées, le surpoids passe pour un poids normal et le poids santé pour une minceur.

Notre travail s'inscrit dans une démarche qualitative et anthropologique nourrie d'observations et de lectures. Conscient que le réel, dans sa résistance, sa complexité et sa subtilité, ne se donne pas d'emblée ni à l'œil nu ni dans un discours recueilli, pour franchir les écueils épistémologiques et saisir l'inconscient collectif, nous avons exploité différents procédés de son expression : romans, nouvelles, dictons, proverbes, contes, témoignages écrits, croyances populaires, habitudes en l'occurrence alimentaires. Les personnes rencontrées ne sont pas sorties du néant, elles sont éduquées dans une culture et dans une société qui a ses normes, ses valeurs et son imaginaire ; c'est pourquoi, pour saisir le sens profond d'une pratique donnée, il est insuffisant d'interroger uniquement des individus à travers des entretiens. Il faut aller au-delà pour emprunter et exploiter tous les détours

[1] Les questions posées portent sur le vécu de l'obésité, le corps obèse, l'apparence, le rapport au partenaire ou au conjoint, la santé, le stigmate, l'obésité dans le milieu familial, l'obésité au travail, les contraintes de l'obésité, le recours au régime…

[2] L'IMC a été créé par le statisticien belge Adolphe Quetelet. Encore une fois, il est démontré que les statistiques ne reflètent pas la réalité humaine dans sa complexité.

possibles afin de comprendre les références symboliques des interviewés et évaluer l'épaisseur sémantique de leur témoignage. Nous nous gardons de toute interprétation déterministe car les gens, bien qu'imprégnés de leur culture, n'en sont pas des exemplaires, mais des acteurs jouissant de marge de liberté.

Notre population, dont l'âge varie entre 18 et 35 ans, est constituée d'hommes et de femmes. Pour nuancer nos questions et vérifier certaines hypothèses, il nous arrive d'interroger des personnes au-delà de la quarantaine. Les membres de cette population sont soit originaires de la Kabylie (Tizi-Ouzou, Bouira, Béjaïa, Bourmerdes), soit y ont séjourné pendant une période assez longue. Parmi eux il y a des marié(e)s, des pères et des mères de famille, des célibataires, des employé(e)s, des patrons, des femmes au foyer et surtout des étudiants.

Malaise dans l'obésité

Toutes les personnes interviewées vivent mal leur obésité. A titre d'exemple, Taous, 33 ans, employée à l'accueil d'une entreprise familiale, exaspérée par son adiposité, à l'instar des autres, dit : « J'évite de me lever de ma chaise pour que les clients ne me voient pas. Le regard des autres fixé sur mes fesses m'agace, et vous connaissez très bien nos hommes qui aiment regarder les zones interdites. Ce poids indésirable me rend complexée, on dirait que je suis inhumaine ».

Comme tous les jeunes du monde, nos enquêtés se battent contre le surplus de kilos avec les moyens dont ils disposent (médecine conventionnelle, non conventionnelle, psychologie, activités sportives, régimes alimentaires… ou simplement par le moral). Pourtant, il y a quelques années, l'obésité - d'ailleurs autrefois on parlait plutôt de bien en chair -, quand elle n'était pas moralement valorisée ou confondue avec la santé, est souvent tolérée, sans connotation péjorative ni médicalisation. Aujourd'hui, d'après les enquêtés, elle engendre la différence sociale et attire le regard discriminateur…

Notre population adhère à l'idée de la minceur comme valeur sûre de la modernité : « J'ai hâte de maigrir et devenir comme vous[1] et mes copines, mais je sais que la minceur est devenue pour moi un rêve difficile à réaliser… Si je me compare à vous, je ne peux pas tout faire et avoir tout… je ne peux pas bouger, incapable de marcher de longs trajets…alors que le maigre peut tout faire. Et puis le regard des autres est différent, personne n'apprécie mon allure, aux yeux des autres je suis engraissée, même pour mon copain je suis grosse, il me recommande toujours de maigrir… », Sabrina, célibataire, 1,66m pour 91kg. La minceur est perçue à la fois comme synonyme de beauté, de santé et de souplesse. Il est utile de souligner que le modèle de beauté et de santé n'est plus tout à fait le même dans la société kabyle. Tous les sujets rencontrés souhaitent maigrir (pour l'apparence et pour la santé) sans pour autant céder à l'obsession occidentale de perdre à tout prix du poids. Le surpoids, comme stade

---

[1] Sur le plan épistémologique, il est intéressant d'analyser la différence sexuelle, sociale voire corporelle dans la situation d'entretien. Certaines personnes obèses (femme et homme), interviewées par des enquêtrices maigres, sont amenées à se comparer à ces dernières. Celles-ci représentent le savoir scientifique, et leur corps est perçu comme une norme à laquelle il faut s'identifier. Il se peut aussi que la minceur des chercheures soit interprétée comme un parti pris contre l'obésité. En tout cas, la comparaison récurrente montre que le corps maigre est perçu comme un miroir grossissant et exhibant tout écart de poids. En revanche, la comparaison disparaît quand les personnes obèses sont interrogées par des chercheurs en surpoids, mais il faut se garder de lire l'absence de comparaison comme synonyme d'objectivité et de prendre la ressemblance comme un gage de neutralité. La similitude peut aider la personne en surpoids à s'accepter telle qu'elle est et, par conséquent, l'interview donnerait un discours différent sur l'obésité.

avant l'obésité, demeure plus ou moins toléré. Ici, nous constatons que les normes culturelles de la société traditionnelle sont toujours actives et elles agissent sous forme de compromis entre la volonté de maigrir et la tolérance de l'excédent de graisse...
La progression du nombre de personnes obèses et le changement de regard, désormais dépréciatif, sur le gras témoigne d'une transition, mais laquelle ? Les chercheurs qui se sont penchés sur l'obésité saisie sous l'angle de l'alimentation parlent de transition alimentaire. L'estimant insuffisante, Jean-Pierre Poulain (2009) la complète par une autre transition, énergétique, et encore par une autre d'ordre épidémiologique. Certes, l'Algérie traverse toutes ces phases, mais il existe certainement bien d'autres transitions pouvant expliquer la montée de l'obésité. À mon sens, l'un de ces importants changements est incontestablement le rapport au corps et à l'apparence.

Le corps obèse dans la modernité

Le corps obèse, à l'instar du corps malade[1], cesse peu à peu, au rythme de la surcharge pondérale, d'être un allié sur lequel on peut compter pour effectuer les tâches quotidiennes. Il lâche la personne au moindre effort. Il est essoufflé, sué, souillé, lourd, lent, déformé… Ce que l'obésité affiche ou inversement ce qui a exhibé l'obésité ce ne sont pas seulement les maladies qu'elle provoque, mais c'est aussi la dévalorisation de ses propriétés à l'instar de la lenteur et de la lourdeur autrefois célébrées : *yetqel/zzay* veut dire littéralement lourd et signifie aussi posé et mesuré, son contraire *khfif/fessous* léger veut dire également fébrile et impulsif. Les traits physiques sont

---

[1] L'analogie entre le vécu du corps obèse et le vécu du corps malade dans le cas des maladies chroniques est très frappante. Voir Recham A., *De la dialyse à la greffe, de l'hybridité immunologique à l'hybridité sociale*, 2012.

interprétés comme des valeurs morales. Ces deux normes sont en train de s'inverser, la lourdeur désignant une infirmité et la légèreté une qualité.
L'obésité, avec toutes ses épithètes, est en décalage avec la modernité qui prise la rapidité, la souplesse et la performance. Elle augmente les dimensions du corps, accentue sa présence et le rend encombrant[1]. La lourdeur et la lenteur qu'elle provoque sont aujourd'hui discréditées. Quant aux attributs de la minceur, comme la rapidité, la légèreté et la souplesse, ils sont plus que jamais appréciés et recherchés. « Quand j'étais maigre, j'étais souple et je me déplaçais où je voulais sans fatigue ni désagréments. Être maigre est un avantage et une chance, contrairement à l'obésité qui provoque des maladies sanguines et des crises du côlon qui me font souffrir et me donnent envie de mourir » (Brahim, 22 ans).

Le handicap du corps en surpoids apparaît dans la difficulté à remplir les rôles de tous les jours impartis à chacun : « Je me sens en surpoids dans différentes situations de la vie, quand je travaille à l'agence, quand je monte les escaliers et je me déplace d'un étage à un autre, quand je fais les tâches ménagères à la maison comme laver le sol, quand je suis avec mes enfants, ils aiment jouer et moi fatiguée je ne peux suivre leur rythme. On peut dire que je me sens quotidiennement obèse » (Taous, mariée, 2 enfants). Le champ de liberté se rétrécit devant la personne obèse. Karima témoigne : « Si je me compare à vous (aux enquêtrices maigres), je ne peux ni avoir tout ni faire ce que je veux. Par exemple je ne peux pas marcher de longs trajets, je ne peux mettre les habits que je veux et puis le regard des autres est différent. Le maigre peut tout faire ».

Ainsi le corps gras se place-t-il aux antipodes du corps modèle exalté par la modernité, c'est-à-dire celui dont on

[1] Voir le témoignage de Hamid.

use et abuse. La modernité défait les idées reçues des sociétés traditionnelles et crédite la fable de La Fontaine *Le chêne et le roseau.* Le premier, à l'image de l'homme gros, est en apparence résistant, mais s'avère vulnérable face aux tempêtes et, en l'occurrence ici, aux maladies ainsi qu'à toutes les contraintes de la vie quotidienne, tandis que le roseau, comme l'homme fin et chétif, est flexible. Celui-ci comme celui-là s'adaptent au vent et aux adversités de la vie quotidienne grâce à leur souplesse. « Je me vois gros quand j'achète des vêtements, quand je lève les mains, quand je travaille, quand je marche et quand je ne peux pas courir. Comme je suis une personne grande et grosse, tout ce qui est en moi et tout ce que je fais est grand, mes organes, ma tête, mon cœur, mon ventre, mes pieds, mes chaussures, mes vêtements, mes écritures... Je suis un homme qui n'a pas de chance... Je ne peux pas faire du sport, je risque d'avoir des maladies et je suis même indésirable, les gens m'évitent à cause de mon surpoids » (Hamid, 21 ans, étudiant, 1,80m et 134kg).

Le corps célébré par la modernité depuis les années 1960 est un corps sportif, entretenu, cultivé, moulé muscle par muscle à la manière d'un puzzle. Il doit obéir à des exigences de plus en plus strictes et rendre compte de ses performances.

Le corps obèse entre l'apparence et la santé

Jeune et en pleine forme, encore épargné par les soucis de santé, Ahmed se préoccupe de son esthétique ; à mesure qu'il perd de sa vigueur en avançant dans l'âge ou que les premiers signes de maladies apparaissent, la santé occupe le premier plan et devient sa priorité « Je suis quand même dans la quarantaine, il faut que je fasse attention à ma santé et surveiller mon corps. Ce stade est très sensible et tout peut se dégrader à cause de mon état. Je me dis toujours qu'il est temps de prendre soin de moi, mais je ne fais toujours ni sport ni régime. Je suis tout le temps occupé par mon travail et ma famille » (Ahmed, 45 ans, 1,76m et 120kg).

Omniprésente dans le discours des jeunes interviewés comme signe de jeunesse et élément important dans la séduction, l'apparence se vit dans l'ici et le maintenant ainsi que dans le rapport à soi et à autrui. Le gras s'attaque au propre de la personne. Il creuse l'écart entre le jeune et son idéal et l'empêche d'être ce qu'il voudrait être. Non seulement il ternit l'image que l'on se fait de la beauté physique, mais il froisse surtout le soi extériorisé : « Je vois un homme, je me rapporte à lui comme à un "sujet" que j'approche par son corps – son allure, son aspect, sa voix, ses gestes, toutes choses qui ne sont rien d'autre que son existence même » (J.-L. Nancy, 2011, p. 52).

« L'obésité m'empêche d'être moi, d'être Hamid qui est malheureusement dans ce corps que je n'accepte pas. Il y a des moments où je souhaite disparaître » (Hamid, 21 ans, étudiant).

« Je me sens comme une vieille femme dilatée et qui ne peut pas faire ce qu'elle veut. Toutes les choses lui sont inaccessibles. Quand je me compare aux autres, je me sens différente et quant à mon copain, je sais que pour lui je ne suis pas la femme parfaite » (Karima, étudiante, 27 ans).

En revanche, les problèmes de santé engendrés par le surpoids s'installent insidieusement et lentement, comme si les personnes en question ont un sursis pour revoir leur hygiène de vie. Durant cet intervalle, ces personnes prennent des résolutions pour changer leur comportement alimentaire, faire du sport, du régime… afin de perdre du poids, mais souvent l'engagement est remis à plus tard tant que les signaux d'alarme de l'équilibre en péril ne sont pas déclenchés. Pour le jeune en bonne santé, le rapport entre le gras et les maladies relève de l'abstrait aussi longtemps qu'il n'est pas éprouvé dans sa chair. Avec l'âge et dès l'apparition des premiers symptômes d'usure ou de dysfonctionnement, la santé devient la première préoccupation.

L'intérêt accordé à la santé et à l'apparence permet de conclure que la nouvelle génération a le souci de soi[1]. La comparaison entre les deux registres ne signifie point leur opposition. Elles se rejoignent parfaitement dans la minceur puisque le maigre est censé être à la fois beau et en bonne santé. Le rapprochement entre ces deux valeurs permet uniquement de montrer la raison première du malaise et le principal mobile qui motive les gens à vouloir maigrir dans les différentes circonstances. La volonté de perdre du poids dépend également des sensibilités familiales. Ceux qui se sont familiarisés avec les méfaits du gras, comme avoir un proche malade à cause du surpoids, souhaitent perdre les kilos en trop pour

---

[1] La multiplication des salles de sports, les commodités et le luxe qu'on s'offre dans les nouvelles habitations, la prolifération des salons de beauté, l'achat de magazines de mode, et bien d'autres pratiques manifestent les mutations de la société. Le *care* ou le soin, dans le sens de prendre soin de soi, est une tendance généralisée à tous les domaines de la vie et à toutes les tranches d'âge. Des comportements autrefois inconcevables dans la société sont aujourd'hui assumés et affichés comme des choix. Des femmes refusent de se marier ou se marient tard pour mieux s'occuper d'elles-mêmes et de leurs carrières. Certaines femmes allaitent peu afin de garder la forme de leurs seins et aussi pour reprendre plus tôt leur emploi. Des couples mariés refusent d'avoir des enfants pour mieux profiter de la vie à deux, loin des contraintes et des soucis des enfants. Des personnes âgées, de plus en plus friandes d'actes médicaux, se font des dentiers, des opérations des yeux et recourent à des chirurgies lourdes pour bien jouir de leur fin de vie le plus longtemps possible, car la vieillesse n'est plus une salle d'attente de la mort, mais une étape de l'existence à vivre pleinement.
A propos de son corps Amar nous dit : « Je ne l'aime pas parce que je ne suis pas comme je veux, je ne m'habille pas comme je veux et parfois je ne peux pas faire ce que je veux. Je suis dérangé par mon corps ».

sauvegarder la santé, encore que, le lien de cause à effet, même avéré, est aussitôt embrouillé par la croyance naïve au destin. Le *mektoub,* « le décideur de tout », devient ainsi, dans les croyances populaires, la cause principale tandis que le facteur identifié est un prétexte. Ce genre d'imaginaire est préjudiciable à la prévention et à la prise en charge.

La sensibilité aux conséquences du gras est également liée au niveau d'instruction des membres du foyer familial. Ceux qui sont imprégnés d'une culture scientifique attirent l'attention de leur proche sur les risques du surpoids et l'incitent à maigrir : « Ma mère me fait souvent des remarques sur mon surpoids. À table, quand je mange beaucoup, elle me conseille de maigrir. Une mère voudrait toujours que son enfant soit parfait… » (Farid, ingénieur de 26 ans, sa mère est enseignante). Hamid (21 ans, étudiant) nous confie : « Ma mère me conseille toujours de maigrir, de ne pas grignoter et de diminuer les quantités de nourriture. Elle n'aime pas mes habitudes alimentaires, d'ailleurs elle me gronde toujours. Pour elle, c'est une question d'organisation. Elle nous incite, mon père et moi, à faire du sport et à choisir notre alimentation ».

En revanche, le régime alimentaire sort de l'entendement des illettrés, inconscients des menaces de l'adiposité, puisque leur parent est seulement bien en chair et non pas en surpoids.

La métaphore de l'obésité

L'obésité, dont la représentation est si riche et variée, rentre dans le répertoire des grandes maladies symboliquement surinvesties. Associée à toutes les affections, à la suite de la vulgarisation des connaissances médicales, elle incarne le mal absolu. Au-delà de l'imaginaire technique, la graisse véhicule une métaphore à l'instar de celle incarnée par le cancer, le sida et la tuberculose[1]. Un excès d'adjectifs dans un texte est comparé au cholestérol par l'écrivain Hamid Grine. Quant à Abdelkader Djemaï (2003), un autre écrivain algérien, plaide pour *une écriture sans graisse.* Pour lui, le style littéraire doit couler de source, à savoir être fluide, allégé et épurée de tout ce qui est gras, c'est-à-dire des adverbes, des adjectifs et de toutes sortes de lourdeurs.

Les jeunes cherchent à maigrir en multipliant les méthodes d'amaigrissement, les régimes, les pratiques sportives, recourant à la médecine conventionnelle, traditionnelle ou parallèle, afin d'alléger leur corps et de se débarrasser du poids des images négatives de l'obésité. La quête de la minceur gagne également les moins jeunes et les personnes âgées. Pourtant, il n'y a pas si longtemps *s'sehha,* signifiait à la fois gros, fort et en bonne santé[2]. La médecine a joué un rôle considérable dans la déconstruction des valeurs d'autrefois, mais son œuvre ne pouvait être hypertrophiée au point de lui attribuer des pouvoirs au-delà de son champ d'action. La diabolisation du gras n'est pas seulement due à la synonymie obésité/maladie. Parallèlement à l'imaginaire médical, l'imaginaire social autour du corps a lui aussi joué un rôle non négligeable dans la destruction des anciennes normes et la construction de nouvelles règles, sinon comment expliquer que jadis « la maigreur est un malheur effroyable pour les femmes, car la beauté est dans la rondeur du corps », alors qu'aujourd'hui elle est vivement recherchée comme impératif de beauté ? Cette phrase

---

[1] Allusion au livre de Sontag S., *La maladie comme métaphore*, 1993. La symbolique du cancer et du sida est strictement péjorative, tandis que celle de l'obésité est comme celle de la tuberculose, elle est tantôt positive tantôt négative, bien qu'actuellement l'image négative efface les représentations favorables.

[2] Pour davantage de développement voir Recham A., « L'obésité : de la surcharge pondérale au surpoids symbolique. Creuset de sens et malentendu », *Revue des sciences de l'homme et de la société*, 2015.

empruntée à Brillat–Savarin (citée par Boëtsch, 2010, p. 14), reflète la situation des jeunes femmes rencontrées : « Mon corps, je le vois aussi gros que celui de *Big Mamma*, le film américain de Raja Gosnell, mais moi je bouge, je travaille et je sors. Mon corps a perdu sa belle forme et son côté attirant quand je le compare aux femmes maigres. Mon corps a perdu sa féminité de jadis, avec mes belles formes d'avant mon accouchement, j'étais séduisante et attirante. J'avais un corps bien tracé, comme celui d'une guêpe, mon ventre était extra plat et je n'avais pas de hanches. Aujourd'hui, mon apparence a changé, même avec mon mari, j'ai perdu, comment dirais-je… Je me vois moche quand je mets des robes classiques, des pantalons taille basse ou des nuisettes. Mon corps a complètement changé et il m'a changé moi aussi. Il a perdu son dynamisme et ses capacités de séduction. Autrefois j'étais très séduisante. Mon mari n'aime pas mon corps autant qu'autrefois, il me dit toujours qu'il faut maigrir et cela me gêne et me rend mal à l'aise. J'ai peur qu'il ne m'attende pas à ce que je maigrisse et qu'il parte avec une maigre » (Habiba, 32 ans).

La beauté est jumelée à ce qu'on croit être la santé, alors que la laideur va de pair avec la maladie. Autrefois, le surpoids incarnait à la fois santé et beauté, tandis qu'aujourd'hui, à la suite d'un glissement de sens, ces deux qualités sont représentées par la minceur. Incriminée par la médecine, l'obésité est combattue par tous les moyens, mais l'imaginaire médical seul, sans les représentations sociales qui assimilent le gras à la laideur voire à la souillure (Corbeau, 2010, 13, p. 11), ne rendrait pas le corps obèse si visible et stigmatisé dans l'espace public. Même si l'impératif de santé publique l'exigeait, sur recommandation des soignants, l'excès de poids ne serait pas tant discrédité et la minceur ne serait pas tant recherchée, si l'imaginaire social n'avait pas élaboré les canons de beauté autour du maigre, c'est-à-dire celui qui sait dompter son corps. Il ne suffit pas de brandir le motif de santé pour que les gens changent immédiatement leur comportement. Le tabagisme chez les médecins et l'insalubrité des cabinets médicaux et institutions de soin en Algérie sont des exemples très parlants. Les attitudes abondent de paradoxes. La conduite est une équation complexe qui déborde l'être pensant. Dans les sociétés traditionnelles les croyances populaires ont une efficacité symbolique que la raison n'a pas.

Le corps obèse entre nature et culture

La personne obèse cherche à maigrir à la fois pour des raisons de santé et aussi pour s'identifier au sujet moderne civilisé que lui renvoient les magazines de mode présents sur les étals des kiosques et les campagnes publicitaires qui inondent les écrans télé et internet[1]. « Par moments je me vois horrible à cause de mon corps détestable… Je suis complexée par ma forme, les commentaires des autres me dérangent et me font souffrir » (Safia, 26 ans, étudiante). L'être adipeux vit mal son surpoids. Le malaise émane plutôt de l'écart sentencieux qui le sépare du modèle imposé auquel il voulait ressembler[2] que de la surcharge pondérale elle-même[3]. Bien que l'obésité soit source de

---

[1] L'enquête de terrain réalisée par Naoual Dahmani, à Tizi-Ouzou en Algérie, dans le cadre de son travail doctoral, révèle que la recherche de la minceur et la sculpture du corps sont les raisons principales qui incitent les jeunes filles à fréquenter les salles de sport et les hammams, tandis que les moins jeunes s'y rendent plutôt pour des motifs de santé.

[2] « Je veux maigrir, maigrir partout, au ventre, des côtés, de derrière… Je veux avoir un corps d'acteur comme celui de John Abraham. Vous le connaissez ? Ah ! Il a un très beau corps, bien musclé, celui des stars. Je veux bien devenir comme lui, avoir des muscles sculptés… » (Ammar, 29 ans, chauffeur livreur).

[3] Bien qu'affaiblies, les représentations culturelles traditionnelles qui appréciaient le gras sont toujours actives, c'est pourquoi la population

malaise, d'ailleurs l'expression « *Je suis mal à l'aise* » est récurrente dans le discours des personnes corpulentes, quelques rondeurs mesurées sont toujours acceptées voire appréciées et interprétées comme des attributs de beauté et des signes apparents de bien-être dans la société traditionnelle.

Dans l'imaginaire moderne, le corps obèse est perçu comme un récipient de déchets[1], il représente la mollesse et la négligence comme s'il était délaissé à l'état naturel. L'homme gros est étranger à la société et à lui-même, à l'image de l'homme sans qualités voire sans moralité car même Ulrich, le personnage équivoque de Musil (1958, trad. française) se sert d'un punching-ball pour garder la forme et la souplesse d'un athlète. Alors que le maigre est policé, façonné par la culture, à l'exemple d'une sculpture de soi. La maigreur renvoie à l'ordre, cependant que l'obésité représente le désordre.

Le rapport antagoniste entre nature et culture, bien que les nouvelles approches développées par Ph. Descola (2005) remettent en cause cette configuration du monde, s'invite dans le champ de l'obésité. Celle-ci est du côté de la nature, alors que la minceur est façonnée par la culture. Pourtant, l'excès de gras est dû au dérèglement des habitudes culturelles liées entre autres à l'alimentation, à l'activité physique… Livré à lui-même[2], le corps adipeux s'apparente à un champ incultivé, non touché par la main de l'homme, alors que la maigreur, gagnée au prix de nombreux efforts, témoigne et résulte de la marque

---

tolère le surpoids et n'a pas cédé à la hantise occidentale de la minceur.

[1] Un homme connu pour son langage cru dit d'un enfant gros et lent qui court derrière un ballon : « c'est une poubelle ».

[2] « J'ai pris du poids à cause de mon style de vie. J'ai oublié mon corps et je ne prends pas soin de lui. Je mange comme je veux, je ne fais ni de sport ni de régime. C'est logique de prendre du poids dans cette situation et de devenir comme ça » (Nacer).

humaine… Le corps gros prend des proportions inquiétantes et se retourne contre la personne adipeuse du fait qu'il est débridé. Il limite le pouvoir de la personne et ne suit plus sa volonté à cause de la lourdeur, la lenteur, la fatigue et la laideur. Dans ce sens, on parle de *corps insoumis*. Quant au *corps soumis* (maigre), il est réprimé dans ses envies excessives et s'apparente au modèle voulu. Si l'homme exerce un pouvoir sur le corps maigre, le gros lui échappe et il cède à ses tentations. Le corps obèse est un corps négligé, inculte et dépossédé, tandis que le corps maigre est un corps policé et dominé. Puisque le corps est le moi extériorisé, « "Mon corps", c'est "moi" vers le dehors » (Nancy, 2011, p. 51), à travers le corps laissé à l'abandon on devine la personne indisciplinée, l'esclave des désirs.

Avec l'avènement de l'individualisme et la globalisation des valeurs qui lui sont corollaires, l'homme moderne est appelé à être l'auteur de son corps, dont il doit présenter une copie parfaite. Il est maigre, celui qui sait domestiquer son corps, maîtriser son appétit et se maîtriser, car la domestication du corps nous renseigne sur la *disciplinisation* de soi voire la domination du monde, autrement dit la maigreur est une forme d'accomplissement de la promesse de la modernité et de l'intériorisation du processus civilisationnel (Elias, 1973). La personne disciplinée résiste au sucre, au sel et à la graisse, la trinité tentatrice, ainsi qu'aux envies stimulées par les exhausteurs de goût auxquels succombe volontiers le jeune algérien.

Bibliographie

Apfeldorfer G., *Je mange donc je suis. Surpoids et troubles du comportement alimentaire*, Paris, Odile Jacob, 2002.

Basdevant A. & Guy-Grand B., *Traité de médecine de l'obésité*, Paris, Flammarion, 2004.

Boëtsch G., « Le corps gros, entre normes biomédicales et représentations culturelles », *Les cahiers de l'observatoire Nivea*, n°13, 2010.

Bousquie P., *Le corps, cet inconnu*, Paris, L'Harmattan, 1997.

Corbeau J.-P., « L'incorporation et ses symboles », *Les cahiers de l'observatoire Nivea*, n°13, 2010.

Coupry J., *Éloge du gros dans un monde sans consistance*, Paris, Robert Laffont, 1989.

Csrgo J. (sous la dir. de), *Trop Gros ? L'obésité et ses représentations,* Paris, Ed. Autrement, 2009.

Dargent J., *Le corps obèse. Obésité, sciences et culture*, Seyssel, Champ Vallon, 2005.

Descola Ph., *Par-delà nature et culture*, Paris, Gallimard, 2005.

Djemaï A., *Gare du nord*, Paris, Seuil, 2003.

Elias N., *La civilisation des mœurs*, Paris, Calmann-Lévy, 1973.

Fischler C., « La symbolique du gros », *Communication*, 46, 1987.

Garrigou A., *La santé dans tous ses états*, Biarrit, Atlantica, 2000.

Jégou B. & Jouannet P. & Spira A., *La fertilité est-elle en danger ?*, Paris, La Découverte, 2009.

Le Breton D., « Obésités : entre stigmate et séduction », Les *cahiers de l'observatoire Nivea*, n°13, 2010.

Le Breton D., *Anthropologie du corps et modernité*, Paris, PUF, 2011.

Ma chère Maman., De Baudelaire à Saint-Exupéry, des lettres d'écrivains, Paris, Gallimard, 2002.

Musil R., *L'Homme sans qualités*, Paris, Seuil, 1958.

Nancy J.-L., « Entretien avec Jean-Luc Nancy » (réalisé par B. Andrieu), *Corps*, n°9, 2011.

Poulain J.-P., *Sociologie de l'obésité*, Paris, PUF, 2009.

Poulain J.-P., « Les gros aimés, les gros, haïs… », Les *cahiers de l'observatoire Nivea*, n°13, 2010.

Recham A., « L'obésité : de la surcharge pondérale au surpoids symbolique. Creuset de sens et malentendu », *Revue des sciences de l'homme et de la société*, Algérie, Biskra, n°13, 2015.

Sontag. S., *La maladie comme métaphore*, Ed. C. Bourgeois, 1993.

Teysseire D., *Obèse et impuissant. Le dossier médical d'Elie-de-Beaumont*, Grenoble, Jérôme Million, 1995.

Vigarello G., *Les métamorphoses du gras : histoire de l'obésité du Moyen Âge au XXe siècle*, Paris, Seuil, 2010.

Les représentations du corps « gros » dans la société kabyle : approche anthropo-littéraire

Nabila Sadi

Introduction

L'idée de cette réflexion a pris racine dans une enquête menée dans le cadre d'un projet de recherche sur l'obésité[1]. La question du corps y avait surgi comme une donnée essentielle et nécessaire à la compréhension des changements ayant affecté les modes de consommation et le rapport à l'alimentation. La présente étude est circonscrite à la sphère kabyle. Elle s'appuie sur les données de la langue et de la littérature kabyles corrélées à une étude de quelques entretiens menés auprès de jeunes filles de la ville de Tizi-Ouzou[2] afin de pouvoir reconstituer, dans une dynamique évolutive, les représentations liées au corps gros au sein de la société kabyle.

---

[1]« *La gestion de l'obésité chez les sujets jeunes entre 15 et 35 ans* ». Ce projet, auquel j'ai participé, mené sous la direction de A. Recham, était associé au Centre de Recherche en Anthropologie Sociale et Culturelle (CRASC).

[2] Ces entretiens ont été effectués dans le cadre de ce projet sur l'obésité. Il s'agit d'entretiens semi-directifs menés auprès de quelques jeunes filles de Tizi-Ouzou. Le profil des enquêtées a été d'abord dicté par l'âge, le sexe et le statut social. Les enquêtées sont toutes de sexe féminin. Leur âge varie entre 22 et 30 ans. De plus, toutes les enquêtées sont (du moins au moment de l'enquête) célibataires. Le choix de ce profil de la « jeune obèse » est justifié par la nécessité d'interroger la question de l'obésité à une étape de la vie des enquêtées (la jeunesse) où le paraître représente plusieurs enjeux fondamentaux, autant sur le plan professionnel, social que sentimental. L'intérêt étant d'appréhender la question du corps et de l'obésité à un moment où ces représentations se construisent et se meuvent.

Les représentations du corps à travers l'Histoire

Les canons de la beauté ainsi que les représentations du corps sont des produits éminemment culturels. Le corps est un objet dont le statut biologique est soumis au poids des représentations et des mises en jeu sociales et culturelles. Les représentations qui lui sont corollaires diffèrent d'une société à une autre et varient à travers le temps au sein de la même société, comme en témoignent les travaux de C. Fischler (1987) qui démontre que l'image du corps et celle de sa représentation ne sont nullement des objets figés mais façonnés par autant de facteurs, culturel, sociologique, économique, etc. Le corps se retrouve inséré dans l'espace social et en subit, par conséquent, toutes les manifestations. Les représentations qui en sont données ne peuvent être, donc, que contextuelles, c'est-à-dire propres à une société donnée, à une culture donnée et à un moment donné de leur histoire. Comme l'affirme C. Détrez, le corps est bien une construction sociale conditionnée par l'espace-temps dans lequel il est projeté (Detrez, 2002). Objets sociaux qu'ils sont, « nos corps sont façonnés, modelés matériellement, sous les effets de multiples facteurs imposés à l'individu : agissant à court ou à long terme, produits par l'évolution historique ou les conditions économiques et structurelles, ces effets sont inconscients, involontaires, mais engendrent des formes corporelles déterminées » (Detrez, 2002, p. 126). Les représentations qui en découlent sont historiquement et socialement variables. Il suffit, pour cela, d'observer l'évolution de la valeur accordée à l'embonpoint féminin qui fut un critère de beauté fort recherché, comme en témoignent les toiles et les sculptures de différents artistes à travers le temps. En effet, qu'il soit vecteur de bonne santé, de richesse ou de fertilité, l'embonpoint fut pendant longtemps valorisé avant de s'estomper progressivement au début du 20ème siècle, notamment à partir des années 1980. Cette métamorphose est la somme de plusieurs facteurs (abondance alimentaire, industrialisation, influence des médias, etc.) ayant agi sur la définition de la féminité, amenant « la graisse » à ne plus être perçue comme une valeur esthétique mais bien plus comme le signe d'un laisser-aller. Ainsi, « [...] c'est le contrôle de l'alimentation (et non plus son abondance) qui devient un signe de qualité. Et c'est l'activité physique qui permet l'affinement de la mise en forme. Aujourd'hui, c'est le corps de la femme sportive (maigre et légèrement musclée) qui constitue le modèle dominant » (Boëtsch, 2015, p. 5). Le contrôle du corps dans l'effort devient ainsi un signe de modernité (Boëtsch, 2015) puisque « la femme moderne est mince par ce qu'elle est grosse d'elle-même » (Fischler, 1987, p. 276). Cette représentation est-elle recevable dans la société algérienne (kabyle) ?

Représentations du corps « gros » dans la littérature kabyle

Il existe une idée fortement répandue selon laquelle dans les sociétés maghrébines (voire africaines) l'embonpoint a toujours été, et continue d'être indistinctement perçu comme une marque de beauté et de fertilité (pour les femmes) et de puissance et de prestige (pour les hommes). Comme preuve à l'appui, G. Boëtsch évoque la pratique de gavage répandue dans les sociétés maures et touarègues où « [...] les petites filles des catégories socialement supérieures (les familles de nobles ou de religieux) étaient gavées à partir de l'âge de 7 ans. Leur corps est marqué par un fort embonpoint qui est « le suprême de la beauté » (Boëtsch, 2015, p. 6). Bien que ces pratiques soient attestées dans de nombreuses sociétés, traduisant par là même la recherche d'un « idéal » de beauté à travers la prise de poids, il faut, toutefois, apporter une nuance par rapport à la représentation « toujours » positive de la corpulence au sein des sociétés maghrébines (nous nous en tenons ici à la limite de la société kabyle). Une idée qui peut être vite relativisée, nuancée dès le premier examen de nombreuses unités lexicales relevant de la langue kabyle et rendant compte du versant « négatif » de certains degrés de corpulence. En effet, il est possible de dénombrer de prime abord les formes verbales « *yeêla*/littéralement : il est guéri » et « *yeîîuqqet*/littéralement : il est plein », faisant état d'une personne ayant pris du poids. Si la seconde unité verbale, plus ou moins neutre, renvoie à l'aspect morphologique du corps, les sèmes propres à la première assimilent la prise de poids au passage d'un état maladif (la maigreur[1]) à un état de bonne santé[2] (la prise de poids). Par ailleurs, bon nombre d'autres unités lexicales attestées dans la langue kabyle ont beaucoup plus de connotations négatives. Il en est ainsi des termes « *Adefdef*/être bouffi[3] », « *afejger*/avoir un embonpoint excessif » (Fedikhi, 2012, p. 142), « *amfizzer*/être obèse » (Fedikhi, 2012, p. 172), « *avnay*/être gros» (Fedikhi, 2012, p. 138) renvoyant, à des degrés plus ou moins variables, à une obésité faisant glisser la « corpulence » excessive dans le rang des

---

[1] A. Recham signale que « [...] le maigre était qualifié de *yekfa*/fini, vidé, exténué » (Recham, 2014, p. 15).

[2] A. Recham porte la même remarque à propos de l'unité lexicale « *SSehha* » et du verbe « *Isehha* » qui est un « [...] mot d'origine arabe qui veut dire santé ou en bonne santé, signifie dans la vie courante à la fois bien portant et bien en chair. Le surpoids se confond ainsi avec la santé », *ibid.*, p. 17.

[3] « *Adefdef :* Être bouffi, avoir de fausses apparences de santé ». Cf. A. Fedikhi, *Structures du lexique des pathologies en kabyle*, mémoire de magistère, Moussa Imarazene (dir.), UMMTO, 2012, p. 129.

pathologies endocriniennes[1]. Ces formes lexicales qui servent à délimiter - quoique de manière approximative - les différentes proportions de la corpulence révèlent que celles-ci projettent des représentations différenciées qui peuvent se dérober à cette étiquette valorisante assignée, parfois, trop précipitamment aux représentations de la corpulence au niveau de cette société. La littérature kabyle offre, à ce propos, un terrain d'investigation fort intéressant puisqu'elle révèle, à travers le portrait des personnages mis en scène, d'autres représentations qui vont jusqu'à enfermer le sujet « gros », « obèse », dans de nombreux stéréotypes. Il suffit de prendre à témoin le conte kabyle « *Aεeqqa yessawalen*/le grain magique » où parmi les sept vaches qui s'abstenaient de manger en entendant les pleurs de leur bergère, une seule mangeait et grossissait puisque sourde elle n'entendait pas la peine et la douleur de sa bergère. La corpulence est ainsi assimilée à l'indifférence et au désintérêt du sujet en question. A. Recham écrit à propos du même conte : « Dans l'inconscient collectif, l'obèse est perçu comme sourd car il est inaccessible, imperméable, indifférent au chagrin de la jeune fille découragée et, par extrapolation, aux malheurs des autres. Prisonnier de son corps, le gros est dépourvu de l'aptitude à s'émouvoir, la surdité allant de pair avec un cœur fermé » (Recham, 2014, p. 13). Ce versant négatif est, toutefois, beaucoup plus exploité dans l'univers romanesque de langue kabyle. C'est le cas, par exemple, du roman *Tafrara* de Salem Zenia qui en fait usage à plusieurs reprises pour dresser les caricatures de deux de ses personnages. Le premier met en scène le personnage de *Ccix Ḥmed*, une sorte d'oracle du village que toutes les vieilles femmes viennent consulter pour trouver

[1] Il faudrait, peut-être, un investissement plus large de l'étude de ces unités lexicales afin de voir les différentes distinctions opérées entre les différents niveaux de corpulence, d'embonpoint et d'obésité.

bénédiction et solution à leurs maux. Propriétaire de nombreux biens et de terres, de par les nombreuses offrandes qu'il reçoit, il présente un corps gros « comme un porc » (Zenia, 2009, p. 101) et des « joues bien roses » (Zenia, 2009, p. 101) renvoyant à son état de bonne santé et, par ricochet, à sa situation aisée. *Lhadj Arezki* est un autre personnage du même roman. Influent au village en raison de son affiliation à un parti politique mais méprisé à cause de ses orientations politiques, il affirme que c'est cette « allégeance » au parti qui lui a permis d'accéder à un degré de confort et d'aisance dont ne jouissent pas les autres habitants de son village. Son indifférence par rapport aux regards des autres est clairement affichée. La scène suivante accentue davantage son apathie, quand elle le décrit en train de manger de manière féroce après avoir tout juste reçu les complaintes de *Jeğğiga* qui venait demander son aide pour sauver son fils incarcéré :

> *« Nuja, tesikkid deg-s imi iɣemmes tiɣenjawin, amzun yeqqim kra n wussan i laẓ »* (Zenia, 2009, p. 116).
>
> « Nuja l'épiait lorsqu'il plongeait les cuillères, on dirait qu'il avait été affamé depuis plusieurs jours ».

L'usage du terme « *tiɣenğawin*/cuillères » dans sa forme plurielle est une sorte d'hyperbole visant à traduire cet appétit démesuré qu'aucun souci ne parviendrait à diminuer. L'image est un peu plus poussée dans le roman *Iɣil d Wefru* qui assigne au personnage du *Jiniral Anezmar* (dictateur causant la mort de plusieurs autres personnages) la fonction première qui « n'est que de manger »[1]. Le versant négatif du corps « gros » est ainsi fortement exploité dans l'univers romanesque kabyle lorsque la corpulence excessive ainsi dépeinte est accolée à des personnages influents, exerçant le plus souvent plusieurs formes de dictatures sur une fraction donnée de la société.

---

[1] « *Ɣas akken lxedma-ines tamezwarut d učči, ur s-d-teffiɣ tɛebbuḍt* » (Zeniya, 2014, p. 9).

Cet embonpoint est utilisé dans l'*ungal*/roman kabyle comme une caricature témoignant de la transgression des personnages des règles de partage de la « nourriture » symbolisant, par là, leur empiètement sur les droits et les libertés d'autrui. En des termes plus simples, ce sont des personnages qui ont accaparé plus que ce qui leur revenait de droit.

Les représentations sociales de l'obésité

Il faudrait sans doute commencer par rappeler, à ce stade de l'analyse, que l'ensemble de nos enquêtées est de sexe féminin. Les représentations liées au corps masculin n'obéissent pas forcément aux mêmes critères de définition. C'est d'ailleurs la nuance que marque C. Fischler lorsqu'il note qu'« il faut tout d'abord distinguer entre les sexes. Les corps féminins et masculins ne sont pas identiques ni dans leur anatomie réelle ni dans leur morphologie rêvée » (Fischer, 1987, p. 257). Cette disparité est relevable dans le discours de l'une de nos enquêtées comme en témoigne M. N. à propos de son père et son grand frère : « Quand je vais en cuisine, je trouve mon père en train de manger quelque chose qui fait grossir. Je lui dis : " tu avais décidé de maigrir mais maintenant tu manges ainsi ! ". Il me répond : "oui, j'ai réfléchi. On ne vit qu'une fois !". Alors, il se permet de manger. Il y a mon père et mon grand frère aussi. Mais comme mon grand frère est grand de taille, ça ne se voit pas qu'il est gros. Bien qu'il soit en excès de poids, mais cela lui va bien comme il est grand ».

Ce passage révèle que ce qui est représenté comme obésité chez la femme peut être perçu comme une valeur esthétique chez l'homme. Les canons de la beauté et de l'esthétique ne suivent donc pas la même évolution au niveau des deux sexes. C'est pourquoi il serait vain d'appliquer indifféremment les résultats de notre analyse sur l'homme et la femme. Ceci n'est nullement une spécificité maghrébine ou africaine puisque ce même constat a été émis par de nombreux chercheurs à propos des sociétés occidentales. C'est le cas de C. Fischler qui explique parfaitement « que le même degré de corpulence pourrait être moins "stigmatisant" (...) donc plus acceptable, peut-être plus approprié ou "convenable" pour un sexe que pour l'autre, pour certaines professions et dans certains contextes sociaux » (Fischler, 1987, p. 265). Pour les garçons, ce sera beaucoup moins la recherche de la minceur que de celle du muscle. Certains sports comme l'haltérophilie ou encore le sumo japonais (et notamment dans le cas du second exemple) ne tolèrent pas seulement la corpulence mais font d'elle une valeur très prisée (Fischler, 1987, p. 271).

D'après l'examen de quelques éléments de la langue et du corpus romanesque kabyles, on remarque qu'il existe donc bel et bien des frontières entre le bon gros et le mauvais gros, selon l'expression de C. Fischler, et ce même au niveau de la société kabyle. En effet, cet auteur affirme qu'il existe un double stéréotype du corps gros : «…Le premier est celui d'un homme rondouillard, extraverti, doué pour les relations sociales, jouant volontiers les boute-en-train, racontant des histoires à la fin des banquets, souffrant probablement de sa corpulence dans son for intérieur, mais n'en laissant rien voir. Le second est bien différent. C'est au mieux un "malade", volontiers dépressif, au pire un égoïste effréné ou un irresponsable sans contrôle sur lui-même. Le premier est un gros sympathique, un "bon gros". Le second, un obèse, c'est-à-dire un "mauvais gros" » (Fischler, 1987, p. 261). L'une de nos enquêtées avoue se sentir souvent piégée par l'un de ces stéréotypes, pleinement ancré dans la culture kabyle. B. S. n'hésite pas à le reprendre et à le renverser : « Certains disent : "c'est *lehna*/la paix" qui fait grossir.

Mais ce n'est pas toujours vrai. Parfois, ce sont les gens qui souffrent le plus qui prennent du poids. Ils mangent et se vengent sur la nourriture. D'ailleurs, on remarque que les femmes, après leur divorce, prennent du poids parce qu'elles n'arrêtent pas de manger ». Elle rajoute juste après : « Il y a des hommes qui préfèrent les femmes rondes. Pour eux, une femme qui n'est pas ronde n'est pas belle. La femme doit avoir des rondeurs selon eux. D'autres, quand je leur dis que je suis ronde, me disent que cela est en rapport avec mon grand cœur (rires) ».

Tout comme le sujet gros est associé à une personne non-souffrante, indifférente à ce qui l'entoure, il existe également un autre stéréotype, représentant le versant opposé du premier. Un stéréotype plus positif faisant correspondre à la corpulence une bonté du cœur. Ce double stéréotype est donc bien en place au sein de la société kabyle. Et il semblerait même que ce soit les frontières entre les deux qui se retrouvent aujourd'hui réévaluées, déplacées, redéfinies à la lumière des changements socio-culturels et des transitions des modes de vie dont l'une des répercussions peut être perceptible au niveau du rapport au corps, que ce soit à travers les pratiques alimentaires mais également l'habillement, qui, loin d'être négligeable, permet de mesurer cette réévaluation de la corpulence. En effet, l'embonpoint ne s'est pas totalement défait de son caractère positif vu le poids des valeurs socio-culturelles qui pèsent encore sur les représentations du corps. Ces valeurs sont mêmes utilisées par nos enquêtées comme stratégies visant à valoriser leur corps. En clamant le slogan « être belle en étant obèse », elles réaffirment que, pris dans leur contexte socio-culturel, le surpoids peut être une valeur esthétique par excellence. C'est ce que met en avant le témoignage de B. S : « Je ne me trouve pas belle lorsque je porte un jean et un pull. Je parais grosse. Lorsque je porte une robe kabyle, c'est le moment où je ne désire pas être mince. Quand je porte une robe kabyle, j'oublie que j'ai des rondeurs. J'oublie que je suis grosse. J'ai du mal à m'imaginer portant une robe kabyle en étant mince. Elle ne m'ira pas bien. Lorsque je porte une robe kabyle, j'ai l'impression d'être la déesse de toutes les Berbères du monde. Nos ancêtres aiment les femmes qui ont des rondeurs. Ils sont naïfs. Maintenant, il y a la parabole (l'antenne d'ouverture sur le monde en particulier occidental)… ».

Les jeunes d'aujourd'hui font donc face à un double héritage : le premier, issu de leur culture d'origine, propulse une image positive du corps gros qui s'estompe à un certain degré de la corpulence. Le second s'érige en une perception « importée » de ce qu'est un corps « idéal », représenté dans les sociétés occidentales par un corps mince frôlant parfois la maigreur. Les jeunes obèses se retrouvent ainsi pris au croisement de la culture de masse (projetant un idéal de minceur), mais puisant dans un fond culturel où le surpoids n'est pas toujours perçu comme une valeur négative. Comme le note G. Boëtsch, « aujourd'hui, sous la pression des normes esthétiques "occidentales", les excès liés au culte de la grosseur tendent à disparaître. Mais pour l'ensemble des habitants du continent africain, être porteur d'embonpoint demeure une demande sociale » (Boëtsch, 2015, pp. 5-6). Les jeunes obèses sont ainsi en contact direct avec ces deux héritages, deux perceptions amenant parfois des représentations ambivalentes de leur corps. Cette ambivalence n'est due, en fait, qu'au contexte dans lequel se retrouve projetée cette image du corps gros, comme en témoigne le discours rapporté par B. S. où le port de la robe kabyle - vêtement traditionnel typique de la femme kabyle - devient l'élément par lequel la corpulence est valorisée voire même, comme c'est le cas ici, revendiquée.

Le choix de l'exemple de la robe kabyle par cette enquêtée est très significatif puisqu'il permet à la corpulence de trouver une justification dans un fond culturel traditionnel où l'embonpoint était, jusqu'à une époque récente – et est encore - très prisé et valorisé par la société. Cette corpulence est alors revendiquée, légitimée mais elle bascule aussitôt une fois transposée dans un autre contexte, ici le quotidien de l'enquêtée B.S : « Lorsque je rentre dans une boutique sans trouver ma taille, je leur dis : "donc nous les grosses, on ne peut pas s'habiller, c'est cela ?" On me répond toujours de la même manière, il faut que vous maigrissiez et non chercher à trouver quelque chose à votre taille. Lorsque je n'arrive pas à trouver un pantalon qui m'aille, on me dit que je dois alors maigrir. Oui, cela devient une corvée. Je trouve souvent des articles qui me plaisent, mais je ne trouve pas la taille qui me convienne. À ce moment précis, je rêve de fermer mes yeux et de les rouvrir en étant mince. Le fait de ne pas trouver des vêtements facilement, c'est également une chose qui me pèse. J'ai ma famille qui me demande toujours de perdre du poids. On me dit que je suis belle, que je suis jeune, pourquoi avoir autant d'excès de poids et de graisse, que c'est mauvais pour ma santé… ».

La « graisse », comme l'appelle l'enquêtée, perd toute son utilité lorsqu'elle se retrouve conjuguée avec d'autres facteurs, telle la santé. Elle n'est plus alors un argument de beauté mais beaucoup plus un inconvénient vécu au quotidien. Un inconvénient qui ne se pose pas uniquement en matière d'habillement mais qui est perçu comme un élément pouvant entraver potentiellement sa trajectoire professionnelle, comme le note la même enquêtée : « Moi, je suis étudiante en marketing. Le physique peut être important dans le cas d'une vendeuse ou d'une future commerciale. Je devrais alors avoir une bonne apparence. Il ne faut pas que les gens me reprochent quelque chose physiquement parce que je refléterais l'image de l'entreprise dans laquelle je travaillerais. Il faudrait donc avoir un physique irréprochable. J'ai intérêt à maigrir alors très rapidement ».

L'image de la corpulence se retrouve ici réévaluée avec l'entrée en jeu de nouveaux secteurs de la vie professionnelle dans lesquels les contraintes physiques et, par extension, la corpulence, sont représentées comme un facteur déterminant la progression de la trajectoire professionnelle de l'enquêtée. Le corps est alors perçu - étant donné qu'il est un élément visible - comme pouvant déterminer la place sociale de l'individu et le niveau de son insertion. Le corps se doit alors de répondre aux critères de la demande du marché du travail. Dans la même perspective, T. S. évoque une expérience où l'obésité a été à la source de l'échec de sa relation amoureuse : « Je me rappelle avoir connu un homme sur le net il y a quelques années de cela. [...] Je lui avais toujours dit que j'avais des kilos en trop et que j'étais ronde, mais que j'avais un beau visage. Enfin, c'est ce qu'on me dit. On m'a toujours dit que j'avais un visage angélique et un très beau sourire. Oui, l'excès de poids me fait défaut...Oui, l'excès de poids me fait défaut. Il m'a fait défaut dans ma vie. Ce monsieur m'a dit qu'il me trouvait belle, mais il n'a pas donné suite à notre relation. Et j'ai fini par comprendre que c'est l'excès de poids qui le dérangeait. Ceux qui sont assez compréhensifs peuvent comprendre que l'excès de poids est juste passager... Je peux accepter d'avoir un copain qui n'aime pas les rondes. Il peut me dire qu'il m'aime mais, qu'il voudrait que je maigrisse. Je pourrais faire cela pour lui. Je le fais d'abord pour moi-même. D'ailleurs, en ce moment, je suis en train de le faire pour moi. Personne ne me l'a demandé. Mais si je trouve quelqu'un, au contraire...Cela est une preuve que je lui plais moralement. S'il me plaît à moi, moi aussi je voudrais lui plaire. Je pourrais donc perdre du poids rien que pour lui. L'excès de poids m'a fait défaut dans cette histoire. [...] C'est les médias qui nous ont influencés. Autrement, autrefois, c'étaient les plus grosses qui se mariaient en premier. Les plus minces avaient plus de mal ».

« L'excès de poids me fait défaut », une phrase bien révélatrice. Elle dévoile que cette obésité, bien que parfois mise en avant comme valeur esthétique, est très souvent perçue par les enquêtées comme un handicap pouvant potentiellement entraver leur trajectoire professionnelle et/ou sentimentale. Le sujet perçoit alors son corps « obèse » comme un butoir. Il se retrouve ainsi contraint de réévaluer son image et son rapport à l'alimentation[1] pour une meilleure insertion, une meilleure chance d'avoir un travail et éventuellement un conjoint. En effet, en évoquant l'influence des médias par rapport à l'émergence de cet idéal de minceur, l'enquêtée constate un renversement des situations où elle considère que la fille « grosse » est dorénavant pénalisée par son poids qui réduit ses chances de trouver un mari comparée aux filles « minces » qui bénéficient de plus de facilité, puisque disposant d'une silhouette cadrant avec ces « nouveaux » critères de beauté « importés ».

[1] Nous avons pu constater que le comportement alimentaire des enquêtées est fortement façonné par une sorte de « modernité alimentaire » qui se traduit par de nombreux changements touchant la structure des repas, le nombre de prises alimentaires et la pratique du régime alimentaire, instituant, de ce fait, de nouvelles normes, de nouvelles valeurs sociales en matière d'alimentation. Cette même « modernité alimentaire » est revendiquée par certaines enquêtées comme une sorte d'échappatoire à un mode de consommation traditionnel qu'elles représentent comme « engraissant » et à l'origine de leur état d'obésité.

Conclusion

Ces développements démontrent que les représentations sociales de la corpulence au niveau de la société kabyle sont en train de changer, non seulement sous le poids de la culture occidentale et de ses effets médiatiques, mais aussi en raison de l'introduction de nouveaux critères identificatoires, que ce soit par l'urbanisation, le changement des modes de vie, etc. L'image du corps est alors soumise à de nombreux contrôles (médecine, magazines, société, marché du travail, etc.), lesquels affectent les représentations de la société. On ne s'étonnera donc pas du discours ambivalent produit par nos enquêtées concernant leur perception de la corpulence. Une ambivalence qui ne témoigne que des nouveaux enjeux au gré desquels le corps et ses représentations se retrouvent réinterrogés, sans être totalement redéfinis, toujours sous l'emprise des valeurs socioculturelles qui maintiennent encore la corpulence, à des degrés variables, comme une valeur sûre.

Bibliographie

Fischler C., « La symbolique du gros », *Communications*, n°46, 1987, pp. 255-278.

Boëtsch G., « Le corps entre normes biologiques et normes sociales », *Les nouvelles d'Archimède*, n°64, 2015, pp. 4-6.

Detrez C., *La construction sociale du corps*, Paris, Éditions du Seuil, 2002.

Fedikhi A., *Structures du lexique des pathologies en kabyle*, mémoire de magistère, Imarazene M (dir.), UMMTO, 2012.

Recham R., « L'obésité : de la surcharge pondérale au surpoids symbolique. Creuset de sens et malentendu », *Revue des sciences de l'homme et de la société*, Biskra, n°13, 2014, pp. 03-29.

Zenia S., *Tafrara*, Béjaïa, Tira, 2009 (2éd).
Zeniya S., *Iɣil d wefru*, Béjaia, Tira, 2014 (2éd).

Le travail de l'apparence et la redéfinition de soi chez les femmes dans les centres de remise en forme (Le cas de la ville de Tizi-Ouzou)

Naoual Dahmani, Ali Recham

Le corps est une réalité sociale construite dans la trame des représentations, des interactions et des appartenances. « Il ne se révèle pas seulement en tant que composante d'éléments organiques, mais aussi en tant que vecteur social, psychologique, culturel, religieux... » (Braunstein, Pepin, 1999, p. 14). L'existence de l'homme est corporelle. Les activités comme la danse, les ornements du corps, les couleurs ainsi que toutes les techniques du corps sont chargées de significations symboliques et sociales. Elles nourrissent les échanges et véhiculent des communications. Les différentes expériences du corps témoignent de l'inscription du sujet dans la trame sociale ainsi que de son rapport à l'environnement. Ainsi le corps est-il un langage qui parle de la société et il s'impose comme un analyseur social pertinent.

Il est entouré d'interdits, surtout quand il s'agit du corps féminin. Exclues des espaces publics dans certaines sociétés, les femmes se créent un monde pour mettre en scène leur intimité afin d'échapper à une réalité souvent étouffante. Ce monde a ses propres espaces, lesquels sont des lieux de conversation, de récréation, de sociabilité et de socialisation. Ils constituent des îlots de détente et de liberté où les femmes trouvent des raisons, ou des prétextes, pour s'y rendre et s'exprimer librement sans subir le poids des traditions. De nombreux travaux sur le Maghreb (Zannad, 1994 ; Lachheb, 2008) insistent sur l'importance de ces lieux clos, ou du moins circonscrits, qui autorisent l'expression féminine et corporelle à l'instar des endroits traditionnels comme les fontaines et les hammams ou modernes comme les salons de beauté et les salles de gym.

Nous voulons nous focaliser dans cette étude sur les salles de gym. Introduites par la modernité, celles-ci sont aménagées pour l'exercice du corps et la culture physique. Certaines salles sont mixtes tandis que d'autres sont strictement réservées aux femmes. Ces centres de remise en forme, dont certains sont gérés par des femmes, se multiplient partout dans la ville de Tizi-Ouzou.

La multiplication de ces lieux est significative dans le sens où elle révèle une transformation du rapport à soi et au corps. Les femmes sont de plus en plus attirées par ces espaces de marquage du corps et de la forme. Le sport s'exerce davantage, les vêtements s'allègent, le maquillage se pratique abondamment, une attention minutieuse entoure l'apparence. Aujourd'hui, il n'est presque plus possible de se contenter de son corps naturellement donné. Le marché de l'esthétique qui se propose de travailler l'apparence est en pleine expansion. La femme kabyle accorde de l'importance au paraître et se passionne pour la modification du corps sans pour autant être sous l'emprise de leur tyrannie. Elle s'approprie la modernité qui valorise un corps sain, beau et encourage la recherche du bien-être. Ces espaces féminins de convivialité permettent aux femmes de se réconcilier avec elles-mêmes. L'objectif ici est de comprendre le rôle de ces espaces d'entretien du corps dans la vie des femmes kabyles et l'engouement de ces dernières pour le contrôle, la surveillance du poids, l'apparence et la transformation de soi.

La démarche méthodologique

Notre enquête s'est déroulée dans un centre de remise en forme nommé Sekoura gym situé dans la ville de Tizi-Ouzou. Ce centre est exclusivement réservé aux femmes. Il est composé d'une salle d'aérobic, d'un sauna, d'un bain à vapeur et d'un salon de coiffure et d'esthétique. Il offre des programmes spécifiques et détaillés dispensés par des spécialistes en dégraissement, engraissement, massage, entraînement, lifting, fessiers, soins de peau et de cheveux... La gérante, conseillée par des coaches formées chacune dans un domaine précis, présente des programmes d'entraînements spéciaux adaptés à la demande de chaque cliente. Ce centre est un espace dédié à la détente des femmes, à la prise en charge de l'apparence et de la forme. Les clientes peuvent choisir un ou plusieurs programmes : exercice physique, hammam ou autres soins corporels.

Nous questionnons ici l'usage que font les femmes kabyles des salles de remise en forme. Ces espaces, de plus en plus nombreux[1], sont récents dans la ville de Tizi-Ouzou. A titre d'exemple, inauguré en 2001, le centre Sekoura gym est réaménagé et rénové à deux reprises pour répondre aux besoins grandissants. Le nombre de clientes ne cesse de s'accroître car, selon la gérante, la demande est de plus en plus importante et exigeante. Notre enquête effectuée entre 2013 et 2015 touche 30 femmes âgées entre 22 et 50 ans. Le profil de nos enquêtées est hétérogène, parmi elles il y a des urbaines, des villageoises, des célibataires, des mariées, des étudiantes, des employées et des inemployées. Notre choix volontairement hétéroclite se propose de diversifier les représentations du corps ainsi que les enjeux du travail de l'apparence chez ces femmes. Les pratiques corporelles comptent beaucoup pour ces femmes car intégrées dans leur emploi du temps quotidien, elles transforment leur mode de vie.

---

[1]La multiplication de ces lieux ne se limite pas à la ville de Tizi-Ouzou, mais elle gagne aussi les différentes communes voisines.

Pour obtenir des données d'une dimension socio-affective, nous avons opté pour l'entretien semi-directif. Cette technique s'avère pertinente, elle accorde de l'importance à la parole libre des femmes racontant leur expérience et leur vécu au sein de ces espaces. Nous abordons ici trois principaux thèmes :

- l'influence des nouvelles technologies dans la construction d'un idéal féminin kabyle,
- l'importance du mouvement de sociabilité créé à l'intérieur de ces espaces et son impact sur l'appropriation de ces pratiques dans le mode de vie des femmes,
- les transformations du corps, voire de la vie, perçues comme l'objet principal de l'adhésion des femmes à ces salles de gym.

L'entretien du corps : une culture ancestrale

Une société pourrait se définir à partir du temps et des techniques qu'elle consacre à l'embellissement du corps humain (Pinset, Deslandres, 1960, p. 8). La façon dont le corps est investi et mis en valeur nous renseigne sur la société. Les femmes kabyles entretiennent leur corps depuis toujours. Nombre de pratiques développées dans le respect des codes et des valeurs de la société représentaient un moyen d'expression de l'intimité. Parmi ces manifestations corporelles, les tatouages et les couleurs (maquillages) ornaient les femmes et les embellissaient dans des occasions spécifiques. Le marquage du corps chargé symboliquement est une pratique ancrée dans le quotidien des femmes. Il est une culture ancienne, antérieure à la modernité. Le corps, le vécu et l'espace s'unissent pour donner une existence particulière à ces pratiques expressives qui changent de sens avec les mutations de la société.

Les femmes kabyles, depuis fort longtemps, attachent de l'importance à leur apparence. Le corps est soumis à des traitements dès la naissance. La flore, étant très riche, procure aux femmes de nombreuses variétés de plantes destinées à différents usages médicaux et esthétiques. De vieilles femmes kabyles nous citent des centaines de recettes qu'elles-mêmes ou leurs mères préparaient soigneusement pour guérir, traiter ou embellir. Sous forme d'onguent ou de pommade, les plantes apportaient bien des soulagements aux différents problèmes corporels. Le savoir-faire féminin était abondant en recettes préparées spécifiques à chaque usage. Le recueil de Z. Tahir de préparations traditionnelles à base de produits naturels destinés à soigner et embellir les différentes parties du corps en témoigne (Tahir, 1985). Ces lotions préparées par les femmes avant la généralisation des produits cosmétiques sont toujours utilisées et transmises.

Destinées à des usages externes comme l'épiderme, la chevelure, le visage, les lèvres, les dents, la bouche, les ongles, ces lotions sont employées pour nettoyer, rincer, adoucir, teinter, protéger et embellir. Les femmes trouvaient du plaisir à s'appliquer cette cosmétique pour se rajeunir et se faire belles. Au dire des personnes rencontrées, chaque maison kabyle possédait un coffret magique où étaient sauvegardées des lotions préparées par des femmes âgées[1] ou par les intéressées elles-mêmes. On partageait ainsi un savoir, des expériences, des astuces et des conseils. Dès leur jeune âge, les femmes s'initiaient aux pratiques et aux jeux de l'embellissement du corps et de sa protection. L'expérience du tatouage montre explicitement l'importance du savoir-faire féminin et l'intérêt pour le marquage du corps. Cette vieille villageoise nous raconte son souvenir de tatouage : « Elle prenait une épine de figuier de barbarie qu'elle passait

[1]Ces lotions destinées à la guérison de certaines maladies sont préparées par des vieilles femmes qui possèdent le savoir-faire et la connaissance des plantes médicinales qui poussent à proximité.

légèrement au feu puis, avec l'enduit de suie *avouk* qui se dépose au dos du *atajin* posé sur les flammes du *kanoun*, elle m'a fait des dessins sur le front et le menton. Au fur et à mesure que le sang apparaissait, elle l'asséchait avec de la poudre noire *lvarud.* Au troisième jour, avec le jus obtenu par pilonnage de *tucka*, une herbe verte épineuse que l'on apporte des maquis, elle essuie le tatouage lequel deviendra indélébile tout en prenant une couleur bleutée sur la blancheur du visage » (Ouardia, 81 ans, village de Bouzguène).

Ces séances de tatouage étaient collectives. Elles se faisaient par des piqûres douloureuses introduites dans l'épiderme sous les encouragements des femmes qui soulageaient la douleur et exaltaient le charme des dessins exhibés plus tard lors des mariages.

La beauté est appréciée dans les différentes festivités. Les fêtes appellent le travail de l'apparence. Les femmes kabyles portent leurs plus belles robes, ornent leurs yeux de *Tazult*/la poudre minérale utilisée aussi pour l'hygiène et le soin. Elle est un élément fondamental de la parure des femmes. Ainsi, les lèvres sont-elles colorées de *Agussim*/l'écorce de noyer utilisé aussi pour nettoyer et blanchir les dents. Les femmes saisissent ces opportunités de concentration sur soi pour mettre en valeur leur beauté, se montrer et oublier leurs soucis. Pour M. Chebel, au-delà des particularités culturelles, la beauté s'inscrit dans une conception universelle. Il rajoute que « le khôl intrigue beaucoup. Chaque observateur de la société arabe va d'un chapitre sur le frissonnement que provoque cette poudre miracle. Le P. Jaussen pour le Machrek, Westermarck et De Lens pour le Maroc, le général Daumas pour l'Algérie en donnent leurs versions. Tous insistent sur les vertus curatives, supposées médicinales et prophylactiques, de cette poudre d'antimoine qu'hommes et femmes utilisent » (Chebel, 1993, p. 285).

La panoplie de produits et techniques traditionnelles qui soignent et embellissent le corps confirme la présence d'une discipline corporelle inséparable du mode de vie des femmes kabyles. Dans la culture populaire, le travail de l'apparence s'impose comme un savoir-faire. Le souci du corps n'avait pas la définition d'aujourd'hui. Il était une pratique incluse dans le savoir féminin de la guérison, de l'hygiène et de l'embellissement dans des moments précis dans la vie des femmes. Dans ce contexte social où le regard étranger est absent, les occasions de sorties limitées, le marché cosmétique inexistant, le réseau relationnel des femmes est circonscrit dans le groupe d'appartenance. Malgré l'existence de la culture ancestrale de l'apparence, l'image de la femme était définie par la réputation de sa famille. Mais aujourd'hui, dans des espaces urbains, l'apparence seule, de prime abord, nous renseigne sur l'identité de la femme.

La culture de la transformation du corps est ancienne. L'entretien et l'embellissement de celui-ci sont antérieurs à la modernité. Les critères de beauté varient et les apparences changent selon les sociétés, les cultures et l'âge. Ouardia regrette ses tatouages qu'elle considère comme laids car ils ne sont plus d'usage aujourd'hui. Les mutations sociales ainsi que les représentations de la féminité redéfinissent la beauté, ses significations et la manière d'entretenir son corps.

Normes esthétiques entre transformations et permanences

Chaque société construit des critères et des marqueurs corporels de la beauté et de la laideur (Guilhem, 2010, p. 260). Ces caractères sont socialement et historiquement construits, le premier est valorisé tandis que le deuxième est déprécié. La féminité a toujours été une construction sociale, normée et imposée, liée à la présentation du corps

(Boëtsch, 2010, p. 8). Le gros, le mince, le blanc, le noir et le brun sont majoritairement les critères les plus discutés depuis l'Antiquité et dans toutes les sociétés. Dans la culture kabyle, une femme est belle quand elle possède une peau blanche, des traits fins et également des rondeurs. La beauté est enchantée et recherchée. Le canon de l'esthétique kabyle prévoit que chaque partie du corps féminin renvoie à des métaphores poétiques. Aujourd'hui, cet attrait pour les formes plantureuses décroît et laisse place à la sveltesse du corps sans toutefois abandonner entièrement les critères anciens.

Dans la société kabyle, le corps est entouré de codes, de normes et de valeurs morales dont dépend le statut de la personne dans la société. Ces codes sont d'autant plus stricts s'agissant des femmes. Selon Zannad, on assiste à une sorte « d'escamotage du corps » (Zannad-Bouchrara, 1994, p. 38). Mais réduire le corps à cette restriction codifiée est abusif car, aujourd'hui, le rapport que les femmes entretiennent avec leur corps apparaît dans l'ensemble des pratiques et des comportements qui se manifestent dans le domaine de la sexualité, du rapport à la santé, à la maladie, à l'alimentation, aux vêtements et à l'esthétique corporelle. L'expression féminine libérée apparaît en premier lieu dans l'attention accordée à son propre corps. Les femmes adoptent de nouvelles normes qui influencent leur mode de vie, et la façon de vivre et voir leur corps.

Des normes esthétiques localement distinguées et valorisées étaient exprimées dans différents champs. Dans le passé, les canons de beauté féminine se focalisaient sur la blancheur du teint, la finesse des traits, la corpulence des bras, le mollet, la croupe arrondie et les seins saillants. La corpulence des femmes était recherchée et les filles chétives n'étaient pas appréciées par les mères (chargées de marier leurs garçons) et moins demandées en mariage.

Le corps était associé aux formes arrondies. Ces dernières caractérisaient non seulement la féminité, mais aussi la fécondité et la force physique[1]. L'obésité renferme essentiellement des valeurs de sexualité, de classe sociale et d'aptitude physique à la fonction maternelle. Avoir des réserves pour procréer ou allaiter allait dans le sens de la vie, il rappelle à la femme sa condition de génitrice (Chebel, 1988). Une femme ronde est séduisante, en plus d'être capable d'enfanter et de travailler dur.

En outre, ni la laideur ni la beauté supposées d'un visage ne sont un attribut qui échappe aux jugements d'une époque ou d'un groupe social (Le Breton, 2010, pp. 25-26). Les pratiques traditionnelles comme le maquillage, les couleurs ainsi que les soins de peau et de cheveux mettaient en valeur le corps féminin et l'inscrivaient dans des normes esthétiques conformes à la morphologie idéale célébrée par la société. Les femmes ne possédaient pas leur corps, dès leur naissance celui-ci est codifié afin de répondre aux besoins du groupe. S'embellir afin de plaire et de se marier, avoir des formes pour montrer sa capacité d'enfanter et de travailler. Être attentive à son corps et s'en occuper répond à des logiques sociales. Intérioriser ces critères est une façon de s'identifier aux normes de la société où le corps appartenait davantage aux groupes sociaux qu'à des individus. Les usages et les marquages du corps montraient que le corps est « une ressource collective » (Duret, Roussel, 2003, p. 14, cité par H. Kherdouci, 2007, p. 229).

[1] Les bras, le mollet et la croupe bombés ainsi que d'autres critères de beauté comme le teint blanc, les grands yeux, le nez fin, les cheveux longs, le ventre plat et le cou mince étaient les symboles de l'idéal féminin que les mères recherchaient pour leur fils. Il arrivait qu'on ôte les robes sur certaines parties du corps, en particulier le mollet, pour vérifier la forme et la corpulence quand les femmes allaient à la recherche de la future épouse.

Le changement de mode de vie des femmes à la suite de la généralisation, entre autres, du style de vie urbain implique la modification de l'apparence et la façon de vivre son corps. Les facteurs, études, travail et donc autonomie financière, oisiveté, recherche de loisir..., redéfinissent la conception de soi et augmentent le souci du corps. Les femmes sont de plus en plus attentives à leur santé, à leur forme et à leur beauté. Elles fréquentent davantage des salles de gym, des instituts de beauté et de bien-être. « Je travaille beaucoup et c'est très stressant pour moi, alors j'essaie d'équilibrer un peu entre mon travail et ma vie. Surtout que maintenant nous avons des moyens. Il y a des salles de sport et des espaces de repos et de bien-être. Deux fois par semaine je suis en salle et je fais de la danse, et le week-end je me rends au hammam Hamdad. Je me sens de plus en plus équilibrée car je perds du poids, et aussi psychologiquement je me sens bien » (Nadia, 37 ans, avocate, célibataire).

Ainsi, le mode de vie de certaines femmes donne une large place à l'apparence et au bien-être.

L'explosion du marché des produits d'entretien du corps, la démocratisation de la cosmétique ainsi que les messages véhiculés par les nouvelles technologies (télévision, internet, applications téléphoniques...) construisent de nouvelles normes de beauté associées au travail de l'apparence. Ces facteurs motivent les femmes qui se passionnent pour un idéal de beauté pour fréquenter les salles de sport et de remise en forme. Elles s'abonnent aux salons de coiffure et aux instituts de beauté pour des soins hebdomadaires et mensuels. Elles se renseignent sur les dernières tendances des coiffures, des teintes, des nouvelles méthodes d'épilation, de dessin des sourcils... Selon D. Le Breton, la démocratisation de la cosmétique contribue à multiplier les modèles de beauté (Le Breton, 2010, p. 344). La diversité de l'offre de soins corporels en vue d'embellir l'apparence et de la travailler au goût du jour n'est pas étrangère aux pratiques traditionnelles des femmes kabyles. De nombreuses enquêtées insistent sur la nécessité de faire attention à leur apparence sans toutefois rompre avec l'imaginaire du corps aux formes saillantes. L'embonpoint reste toujours appréciable. Le coach de la salle Sekoura gym nous explique ceci : « Toutes les femmes qui pratiquent ici, qu'elle soit obèse ou chétive, veulent atteindre le même objectif. Les femmes obèses veulent perdre du poids afin d'arriver à une taille adéquate, c'est-à-dire perdre le surplus de graisse sans chercher à devenir minces. Les femmes maigres veulent un programme leur permettant d'avoir des formes bien remplies ».

Une autre enquêtée déclare aussi : « Trop maigre n'est pas très estimé chez nous les Kabyles, la robe kabyle il faut qu'elle tienne bien quand on la porte. Les rondeurs que nos grands-mères recherchaient sont dépassées, mais il faut tout de même avoir des formes sinon on est considérée comme moche (rire) » (Lynda, 30 ans, sans emploi, célibataire).

Le mouvement de la quête du bonheur privé dans les années 60 en Occident ainsi que la minceur qui s'impose comme le modèle esthétique (Travaillot, 1998, p. 149) gagnent la société algérienne. L'engouement pour le travail de l'apparence et la recherche du bien-être en sont des illustrations vivantes. Les femmes accordent une place importante au travail permanent sur l'apparence et sur la transformation de soi. Les normes traditionnelles, bien que bousculées, résistent à la volonté du contrôle du corps. Cet idéal traditionnel persiste jusqu'à présent, mais c'est précisément l'environnement global dans lequel s'inscrivent ces pratiques qui marque la différence. Les femmes sont aujourd'hui de plus en plus présentes dans les espaces publics, lesquels impliquent une image de soi adéquate et satisfaisante. D'autant plus que les médias diffusent l'image d'un corps propre et sain à laquelle on ne peut pas être indifférent.

Les femmes de plus en plus revendiquent ce savoir-vivre afin de consolider leur rapport au corps. Cette représentation du corps idéal est construite par la modernité et le mode de vie féminin. Le corps est soigné et embelli afin de permettre l'épanouissement des femmes dans leur nouveau mode de vie. L'image et la présentation de soi sont désormais plus que nécessaires à l'accomplissement personnel des femmes.

Le souci de l'apparence

Les nouvelles normes incitent les femmes à se soucier de leur apparence. Celle-ci est travaillée selon le modèle esthétique occidental imposé partout dans le monde par la publicité, les magazines, la télévision, le cinéma... (Amadieu, 2005, p. 20). Toutes les enquêtées reconnaissent leur intérêt grandissant pour leur apparence, et leur malaise envers leur poids ou une partie de leur corps qui contrevient aux normes. Les femmes se dirigent vers les salles de sport pour prévenir le problème de l'obésité et du surpoids car le gros est chargé de connotations négatives du point de vue médical et culturel. Dans le même temps, elles construisent une apparence qui rassure et séduit. Selon les sociétés et les époques, les considérations fluctuent autour du gros et du mince (Vigarello, 2004). Depuis que la méfiance envers le corps gras s'est installée, nombreuses sont les femmes kabyles qui surveillent leur alimentation, leur activité physique et pratiquent la relaxation pour atteindre le bon et le beau.

L'Organisation Mondiale de la Santé considère l'obésité, selon son propre référentiel, comme une maladie (Boëtsch, 2013, p. 39), comme si l'état de santé de la personne se lisait à travers le surpoids, lequel se transforme en réservoir de troubles physiologiques. À partir des années 1970, l'anthropologie biologique utilise le poids comme un marqueur adaptatif très intéressant à étudier car il servait d'indicateur pour décrire l'état de santé des populations (Boëtsch, 2013, p. 37). Ainsi, une alerte médiatique prévient des maladies liées au surpoids comme le diabète de type II, les maladies cardiovasculaires, le cholestérol... « Des études médicales récentes expliquent certaines infertilités par l'obésité sévère. Celle-ci augmente le taux de fausses couches spontanées et diminue la réaction des femmes aux inducteurs de l'ovulation dans les cas d'aide médicale à la procréation » (Recham, 2014, p. 11). Inquiétée par son surpoids, une enquêtée témoigne : « Je ne suis pas très grosse, mais j'ai décidé de faire du sport, après ma première grossesse j'ai pris énormément de poids. Je n'ai pas de problèmes de santé, mais les médecins parlent de conséquences futures du problème de poids. Alors j'ai décidé de faire attention à mon alimentation. Je ne fais pas de régimes spéciaux car je sais que ça ne va pas réussir. Mais je mange varié, je diminue les sucreries. Maintenant nous avons les moyens. J'essaie de suivre les conseils de notre coach. Je fais de l'aérobic, le centre prévoit un programme spécial pour nous » (Saliha, Tizi-Ouzou, 42 ans, femme au foyer, 2 enfants).

Nombre de femmes comme Saliha déploient des stratégies d'autocontrôle et de restriction. Pour avoir un corps idéal, on a recours aux régimes, aux exercices physiques et à la chirurgie esthétique. Attentives au nouveau discours sur le corps et aux conséquences médicales, sociales et morales de l'obésité, les femmes prennent en charge leur apparence.

« Dans l'imaginaire social, une personne grasse cède à la tentation et mange sans retenue. Le corps dont elle est dépossédée est tombé dans les griffes de la

surconsommation et de l'immodération, ou, en langage, moderne dans le piège de l'industrie agroalimentaire » (Recham, 2014, p. 19). L'embonpoint, autrefois valorisé dans notre société - traditionnellement il signifiait une aisance sociale et une appartenance à une classe sociale valorisée - est aujourd'hui inesthétique et signe d'abandon de soi. La grosseur est moralement incorrecte, elle signifie l'égoïsme et atteste d'une absence de contrôle de soi (Poulain, 2013, p. 59). Une personne obèse est considérée comme déraisonnable, sale et gênante.
Un jour, dans un bus, la température frôlant les quarante degrés, à un arrêt, une femme obèse monte dans le bus, essoufflée et transpirante, la sueur ruisselant sur son corps et une soif ardente paraissant la dévorer. Pas de place assise, un homme lui cède la sienne. Elle s'installe difficilement vu l'étroitesse des sièges. À côté d'elle, une femme à moitié écrasée, gênée, se lève de sa place sous les regards inquisiteurs et les chuchotements des passagers.

La graisse saillante sous les vêtements, la sueur et le halètement provoquent de la répugnance. Cette scène montre bien le malaise des personnes en surpoids et le regard indiscret de la société. Elles suscitent la pitié et le dégoût. Gênées, de nombreuses femmes limitent leurs sorties et s'isolent. L'éloignement de la société les rapproche davantage des salles de gym pour se refaire une apparence. Samia, 19 ans, qui se plaint de son surpoids, témoigne : « Je ne me sens jamais à l'aise dehors, au lycée c'est tout le monde qui me connaît. J'essaie de ne pas leur donner de l'importance mais, les regards me dérangent. Je suis jeune et je ne porte que des robes pour cacher un peu mes formes. Je ne fais pas de sport au lycée et en classe j'ai même honte de monter au tableau de peur d'être moquée. Mon enseignant de sport m'a accompagnée en salle de gym pour m'inscrire et c'est pour ça que je suis là.

Je veux à tout prix perdre du poids avant d'aller à l'université ».

L'obésité représente une gêne fonctionnelle dans la vie de tous les jours. Elle entrave l'insertion socioprofessionnelle et la réussite scolaire. Source de discrimination sociale, elle entraîne souvent dépression et conduites d'évitement. Ces femmes au statut ambigu sont à la fois présentes et absentes. Leur malaise est surtout lié à leur état ambivalent. « Elles ne sont ni malades, ni en bonne santé, ni en dehors de la société ni à l'intérieur, elles ont un corps sans en avoir. L'ambivalence à son égard est une réplique à l'ambigüité de la situation, à son caractère durable et insaisissable » (Le Breton, 2013, p. 79).

Les représentations négatives de l'obésité se répercutent sur le vécu des femmes considérées comme responsables de leur apparence. Obèse est synonyme de malsain et de laid. Ainsi, le corps des femmes est de nouveau l'enjeu de contraintes sociales et culturelles, d'autant plus qu'une rigueur corporelle se développe et devient de plus en plus un impératif. Un corps sain, jeune et séduisant est le rêve de toutes les femmes. Cet idéal est encore plus important dans certains milieux car plusieurs enquêtées nous disent que l'importance qu'elles donnent à leur apparence change en fonction du milieu où elles se trouvent. L'apparence est davantage mise en scène en dehors de la familiarité. Les enquêtées racontent que plus le milieu fréquenté leur est étranger, plus elles soignent leur coiffure et leur maquillage. Se rendre au centre-ville implique souvent un ajustement des apparences. Lors des sorties et déplacements, l'attention portée à la tenue n'est pas la même qu'au domicile et dans le quartier (Ohl, 2001).

Samia, notre enquêtée, avoue que dans son village la signification péjorative de la surcharge pondérale s'efface.

Encouragée par son entourage à assumer son poids et à oublier le regard superficiel des citadins, elle retrouve confiance en elle. En effet, les personnes enquêtées nous racontent qu'au village on valorise la simple apparence, les femmes y sortent avec des robes kabyles, les cheveux attachés ou à peine coiffés. C'est l'occasion pour elles de sortir en toute liberté, décontractées, loin du regard inquisiteur des autres. Au village, le naturel redevient un style.

Se transformer : du culte de l'apparence à la nouvelle féminité

Le travail de l'apparence est un exercice important pour les femmes voire pour tout être humain. Certes, la mode occidentale s'est imposée dans le monde, mais la stylisation de la vie quotidienne (pratiques physiques, coiffure, maquillage…) est remaniée par les acteurs selon leur besoin, le contexte et le message qu'ils veulent transmettre. Le contrôle du corps, de sa corpulence, de sa forme, traduit le contrôle de soi surtout pour les femmes (Le Breton, 2013, p. 77) et répond à divers objectifs, physique, affectif et social.

La culture du corps explose, se manifestant par le nombre de salles ouvertes dans tous les quartiers de la ville de Tizi-Ouzou. Des affiches publicitaires renseignent sur les activités et orientent les femmes vers des adresses précises. Sans cesse rénovées et agrandies, les salles proposent en permanence de nouvelles activités et de nouveaux services. Elles recrutent des préparatrices et des préparateurs physiques diplômés, et améliorent l'accueil ainsi que la prise en charge. La responsable accueille les femmes, les écoute et les met à l'aise avant de les orienter. Celles-ci exposent leurs soucis sans tabous, le corps est parlé, touché et exposé. L'entraîneur donne un programme adapté à chaque cas (régimes alimentaires, hygiène de vie, programmes d'exercices…). La cliente s'initie au nouveau monde qui, en peu de temps, devient une partie de sa vie. « Avant on voyait ça seulement à la télévision, et maintenant on a ces salles, pourquoi s'en priver, en plus qu'elles arrivent au bon moment » (Lamia, 46 ans, employée d'administration, 2 enfants).

La salle Sekoura gym est un espace aménagé pour la prise en charge des femmes. Elle contient une salle de gym, un hammam et un salon de coiffure. Les clientes suivent souvent un programme bien précis. Elles viennent soit pour une séance d'aérobic et une douche rapide, soit pour savourer les plaisirs du hammam après une séance de gym, et elles terminent par des soins capillaires. Il faut noter que tout dépend du planning des clientes ainsi que de leur budget car, certaines prestations sont coûteuses. Néanmoins, c'est le week-end, après une semaine éprouvante, que certaines femmes s'offrent un programme complet pour se détendre.

Malgré la diversité des profils, étudiantes, salariées, femmes aisées, toutes les clientes accordent, avec certaines inégalités, de l'importance à leur apparence. Selon leurs moyens financiers, elles se prennent en charge, soignent leur coiffure, leur maquillage et choisissent leurs vêtements. Les plus aisées sont plutôt dans la séduction, elles s'intéressent à leur corps et elles sont informées de tous les espaces d'entretien luxueux ouverts. Elles sont les premières à les visiter et à prendre des abonnements. Leur apparence parle de leur identité. Elles sont à jour dans les soins corporels.

Pour d'autres femmes dont le budget est limité c'est la fatigue qui les amène dans ces espaces : « Je suis une simple employée, cette salle est trop chère pour moi. Mais une fois par mois je viens pour une série d'exercices, une séance de nettoyage de peau, de hammam et de coiffure, après je me sens reposée et ma batterie est rechargée »

(Lynda, travaille dans une boîte informatique, 3 enfants, Tizi-Ouzou). « Je suis étudiante et je ne peux pas me permettre d'acheter tous les produits dont j'ai besoin, donc je prépare des lotions à base de produits naturels que je trouve sur des chaînes YouTube. Ce n'est pas cher et ça me permet de me donner les soins nécessaires, car ceux qui se vendent sont trop chers pour moi, et il y a aussi des sites qui présentent des exercices que je suis et fais toute seule à la maison, quand je n'ai pas assez d'argent pour payer l'abonnement à la salle je continue à faire les exercices chez moi » (Taous, 20 ans, Tizi-Ouzou).

Le quotidien de nombreuses femmes est fait de contraintes de travail (charge, insatisfaction, pénibilité et problèmes de promotion) et de routine des tâches domestiques. Dehors ou à domicile, le vécu stressant est la raison principale de l'inscription en salle de soin.
Le marquage du corps apparaît comme une conquête difficilement remportée par les femmes car elle est souvent mise en difficulté à l'instar de toutes les activités féminines hors du foyer. Étant donné que le corps est le support de l'identité, l'activité physique se présente comme une expérience identitaire et une revendication d'exister en tant qu'un individu. « Alors, est-ce qu'il s'agirait de se replier vers un âge d'or où les femmes détenaient un certain pouvoir (bien que masqué, caché) pour éviter cette perte d'identité, les activités physiques à caractère ludique peuvent être un moyen pour les femmes de commencer à s'approprier leur corps parce qu'elles leur permettent de vivre leur corps autrement que comme reproducteur de l'espèce et de force de travail et de selon les besoins économiques et idéologiques de la société » (Lalami-Fates, 1986, p. 99).

L'entretien de la beauté et de la forme fait désormais partie de la nouvelle définition de la féminité. Le regard de l'autre est de plus en plus exigeant et imposant. La vie quotidienne dans le contexte urbain dicte implicitement des règles de présentation, d'apparence et d'habillement que l'on ne peut transgresser sans s'attirer le regard dévalorisant de l'autre. La satisfaction de soi va de pair avec la satisfaction d'autrui.

Avec le changement de mode de vie, la montée de l'individualisme, l'ampleur du stress, la nature du travail moderne, l'apparition du temps libre, la recherche du plaisir, l'offre de loisirs… les gens, en particulier les femmes, recherchent des espaces de repos, de distraction et d'épanouissement, d'où le succès de ces centres à Tizi-Ouzou.

Une convivialité autour du marquage corporel

Le lieu, le décor, les images, le professionnalisme et les odeurs créent un espace de rêve et contribuent à créer une ambiance. Ces centres dégagent une atmosphère unique, propice au vivre-ensemble, au partage et à la réconciliation avec soi-même : « Une fois que je suis dans la salle, le voyage commence, je me sens dans un autre univers, la conception du temps change… » (Anissa, 33 ans, enseignante, célibataire).

En outre, l'importance et le suivi accordés à chaque cas incitent les femmes à fréquenter ces espaces pour mieux se préparer à supporter le poids de la vie quotidienne : « Ici on est suivi, pris en charge par la femme coach, elle nous encourage et en même temps on se marre » (Anissa, 33 ans, enseignante, célibataire).

Ici, les femmes interagissent et tissent des liens : « Dans l'univers du club, le mode d'expression et de réalisation des relations sociales implique un certain rapport à l'espace, au temps et à l'autre » (Meidani, 2007, p. 166). Le mouvement dans les salles prépare les femmes à rentrer dans un univers spécifique dans ses caractéristiques et sa composante. Les femmes s'intègrent dans l'ambiance du centre indifféremment de leur âge, statut et appartenance sociale. Elles abordent différents sujets, échangent des expériences, des idées et des conseils. Elles parlent de leurs problèmes quotidiens liés au travail, à la belle-famille… : « Ces lieux du corps sexué remplissent la fonction sociétale importante de rencontres, d'échanges et de sociabilité comme le font le souk, le café ou la mosquée » (Carlier, 2000, p. 1306).

Le centre est un lieu privilégié pour les rencontres, le partage du quotidien, un lieu d'échange dans une atmosphère conviviale entre femmes malgré leurs différences sociales. Il se distingue par la liberté du ton, les femmes discutent en toute liberté, sans se soucier des règles de pudeur inscrites dans les autres espaces (maison, travail, espace public). Dédiée au corps féminin, la salle est aussi aménagée en vue d'encourager la proximité corporelle et amicale entre les femmes de plusieurs générations. L'ambiance facilite l'intégration dans le groupe où l'empathie, l'échange d'informations, de conseils et de commérages sont des pratiques spontanées. Au-delà du travail de l'apparence, la salle est un lieu de bien-être et d'amitié : « Ce que je fais en salle et en salon, je peux le faire toute seule à la maison mais je suis intéressée beaucoup plus par cette ambiance, on échange des idées, on rigole, on s'amuse, voilà… » (Nadia, 37 ans, avocate, célibataire).

Ce témoignage montre que de nombreuses femmes sont attirées par les salles en raison de la tendance propice au jeu, à la distraction et à la liberté de parole, elles n'y pensent qu'à leur corps, leur beauté, leur forme et leur bien-être. Une rupture se crée entre le monde extérieur et intérieur. Le premier se caractérise par la rigidité et les contraintes de la réalité tandis que, le deuxième est inventé pour être le lieu de l'euphorie. C.-C. Jones qualifie ces lieux d'espaces de tranquillité et de recueillement sur soi-même, loin de la pesanteur du dehors (Jones, 2008, p. 125). Cet espace clos transporte les femmes dans un monde tant corporel qu'affectif, ressenti comme un véritable plaisir lié à une ambiance particulière créée par une communauté exclusivement féminine.

Dans notre société où la liberté fait relativement défaut, certains comportements, gestes et paroles sont limités et surveillés. Les femmes se créent des espaces où elles peuvent s'exprimer sans brusquer les normes de la société ni porter atteinte à leur image sociale. Ces espaces sont synonymes d'expression libre à la fois verbale et corporelle, d'où le succès de ces salles.

Conclusion : L'appropriation du corps

Le monde des femmes kabyles est riche en pratiques corporelles qu'elles mettaient en scène pour parler de leur vie, souvent passées sous silence.

Autrefois, les représentations féminines de la beauté répondaient à l'impératif de séduction et de fécondation, mais jamais au besoin de réalisation individuelle. Dans la société traditionnelle, une femme séduit quand elle est bien portante, forte, féconde et serviable. Elle est choisie parce qu'elle représente une force de production et de procréation. Une femme ronde et potelée est une promesse de fécondité dans une société qui se construit autour de la famille et de la descendance (Boëtsch, 2013, p. 43). Cette représentation du corps féminin est influencée par le mode de vie d'antan où l'apparence était moins importante qu'aujourd'hui.

La modernité change et transforme le mode de vie des femmes kabyles ainsi que la vision qu'elles se font d'elles-mêmes et de leur entourage. Des pratiques corporelles modernes sont manifestes. Visible, le corps est « l'artifice » de la femme qui se revendique comme individu assumant l'expression de soi et la prise de parole.

Le groupe se désagrège et le corps devient le seul support des revendications (espace déstressant, amusement, casse routine, travail de l'apparence, embellissement...).

D'après Simone de Beauvoir, les femmes sportives font preuve d'émancipation. Elles revendiquent le droit de vivre en tant qu'actrices de leur projet de vie. Leurs appels se conjuguent et retentissent comme un seul cri : je veux vivre, j'existe (Kerzabi, 1986, p. 109).

Bibliographie

Amadieu J.-F., *Le poids des apparences. Beauté, amour et gloire*, Paris, Odile-Jacob, 2005.

Andrieu B., « Vers l'immersion », in Le Breton D., Pomarède N., Vigarello G., Andrieu B., Boëtsch G. (sous la dir. de), *Corps en formes*, Paris, CNRS, 2013, pp. 243-249.

Boëtsch G., « Introduction », in Boëtsch G., Le Breton D., Pomarède N., Vigarello G., Andrieu B. (sous la dir. de), *La belle apparence*, Paris, CNRS, 2010, pp. 7-10.

Boëtsch G., « *Le corps gros entre normes biomédicales et représentations culturelles* », in Le Breton D., Pomarède N., Vigarello G., Andrieu B., Boëtsch G. (sous la dir. de), *Corps en formes*, Paris, CNRS, 2013, pp. 38-44.

Boëtsch G., « Entretenir et embellir son corps par les plantes », in Le Breton D., Pomarède N., Vigarello G., Andrieu B., Boëtsch G. (sous la dir. de), *Corps en formes*, Paris, CNRS, 2013, pp. 221-229.

Braunstein F., Pepin J.-F., *La place du corps dans la culture occidentale,* Paris, PUF, 1999.

Carlier O., « Les enjeux sociaux du corps : le hammam maghrébin, lieu pérenne, menacé ou recréé », *Annales, Histoire, Société*, vol. 6, 2002, pp. 1303-1333.

Chebel M., « L'esprit de sérail - Perversions et marginalités sexuelles au Maghreb », in Déjeux Jean.

(sous la dir. de), *Hommes et Migrations*, vol. 1116, n°1, 1988, pp. 43-44 (www.persee.fr).

Chebel M., *L'imaginaire arabo-musulman*, Paris, PUF, 1993.

Guilhem D., « Du clair au sombre : Normes et représentations de la beauté féminine chez les Peuls Djeneri du Mali », in Boëtsch G., Le Breton D., Pomaréde N., Vigarello G., Andrieu B. (sous la dir. de), *La belle apparence*, Paris, CNRS, 2010, pp. 260-270.

Jones C.-C., « Les représentations du corps féminin dans le hammam fictionnel maghrébin », in Lachheb M. (sous la dir. de), *Penser le corps au Maghreb*, Tunis et Paris, IRMC et Karthala, 2008, pp. 123-136.

Kerzabi M., « Le statut du corps de la femme algérienne et sa relation avec l'activité physique et sportive », in : *Cahiers de la Méditerranée*, *Les Maghrébins et la culture du corps,* n°32, 1, 1986, pp. 105-109.

Kherdouci H., *La poésie féminine anonyme kabyle : approche anthropolo-imaginaire de la question du corps*, Thèse de doctorat dirigée par Fintz C., Université de Grenoble III, 2007.

Lalami-Fates F., « A corps perdu... ou des activités corporelles à caractère ludique des femmes travailleuses (région d'Alger) », in *Cahiers de la Méditerranée*, *Les Maghrébins et la culture du corps,* n°32, 1, 1986, pp. 91-103.

Le Breton D., *La sociologie du corps*, Paris, PUF, QSJ, 1992.

Le Breton D., « De la beauté comme mystère à la beauté globale », in Boëtsch G., Le Breton D., Pomaréde N., Vigarello G., Andrieu B. (sous la dir. de), *La belle apparence*, Paris, CNRS, 2010, pp. 25-35.

Le Breton D., « Pluralité de la beauté féminine demain », in Boëtsch G., Le Breton D., Pomaréde N.,

Vigarello G., Andrieu B. (sous la dir. de), *La belle apparence*, Paris, CNRS, 2010, pp. 344-346.

Le Breton D., « Obésité : entre stigmate et séduction », in Le Breton D., Pomaréde N., Vigarello G., Andrieu B., Boëtsch G. (sous la dir. de), *Corps en formes*, Paris, CNRS, 2013, pp.75-83.

Lechheb M., « Le corps pluriel », in Lachheb M. (sous la dir. de), *Penser le corps au Maghreb,* Tunis et Paris, IRMC et Karthala, 2008, pp. 13-18.

Majdouli Z., « Médiation festivalière : Régimes de visibilité du corps féminin dans les festivals musicaux au Maroc », in Lachheb M. (sous la dir. de), *Penser le corps au Maghreb*, Tunis et Paris, IRMC et Karthala, 2012, pp. 79-91.

Meidani A., *Les fabriques du corps*, France, Mirail, 2007.

Ohl F., « Les usages sociaux des objets : paraître "sportif" en ville », *Loisir et Société/Society and Leisure*, vol. 24, n°1, 2001, pp. 111-136.

Poulain J.-P., « Les gras aimés, les gras haïs… », in Le Breton D., Pomaréde N., Vigarello G., Andrieu B., Boëtsch G. (sous la dir. de), *Corps en formes*, Paris, CNRS, 2013, pp. 55-63.

Recham A., « L'obésité : de la surcharge pondérale au surpoids symbolique. Creuset de sens et malentendu », *Science de l'homme et de la société*, n°13, 2014, pp. 03-29.

Pinset J., Deslandres Y., *Histoire des soins de beauté*, Paris, PUF, 1960.

Tahir Z., *La beauté au naturel*, Alger, ENAL, 1985.

Travaillot Y., *Sociologie des pratiques d'entretien du corps*, Paris, PUF, 1998.

Vigarello G., *Histoire de la beauté. Le corps et l'art d'embellir*, Paris, Seuil, 2004.

Zannad-Bouchrara T., *Les lieux du corps en Islam*, Paris, Publisud, 1994.

L'expérience de la métamorphose du corps lors de la réception des traitements pour des cancers urogénitaux au masculin[1]. L'étrangeté de soi

Esther Gloria Acosta Suárez

Le corps a toujours la propriété de se modifier, de changer, de se métamorphoser. En tant que vivant qui traverse le temps, il change. Notre corps se transforme et nous, humains, nous pouvons aussi le transformer dans une certaine mesure par notre propre intervention ou par l'action des techniques réalisées par une autre personne. Dans les sociétés modernes contemporaines occidentales ou occidentalisées, les situations définies en tant que maladies engagent principalement les professionnels de la médecine scientifique. Leurs pratiques (chirurgie, prescription des substances organiques, chimiques, de synthèse, placement des prothèses, greffes, etc.) et la décision des personnes à les laisser faire déclenchent la modification pour le meilleur ou pour le pire.

De manière très sommaire, la maladie - dans cet article, le cancer[2] - signifie pour la biomédecine l'altération

---

[1] Cet article fait surtout partie de l'analyse d'une enquête menée auprès des hommes ayant été diagnostiqués et traités pour un cancer urogénital (prostate, vessie et testicules) dans le contexte d'une des îles canariennes. Les entretiens ont eu lieu dans un hôpital général entre 2006 et 2009.

[2] Le cancer a été défini par les biologistes à partir de 1972 comme la subversion de cellules à la règle normale de la vie, qui est la mort cellulaire programmée. Le phénomène normal est nommé apoptose et signifie métaphoriquement « mort programmée de cellules » ou « suicide cellulaire ». Les cellules cancéreuses sont celles qui continuent à se multiplier indéfiniment. On pourrait définir alors le cancer à partir de ce point de vue comme la manifestation incarnée de la résistance à mourir.

objective anatomo-physiologique, nommée pathologie. Les anthropologues médicaux anglo-saxons ont choisi le mot *disease* pour désigner ce regard biomédical de la maladie. Même si le cancer entraîne parfois des modifications visibles, tangibles, sensibles du corps chez les sujets qui le remarquent, celles-ci surviennent surtout au cours de la réception des traitements anticancéreux. De nombreuses personnes atteintes d'un cancer diagnostiqué par la biomédecine vivent une expérience lors de la réception des traitements que les anthropologues ont nommé *illness*[1]. Cela renvoie à la maladie du malade, notion appartenant à la théorie de Leriche, rapportée aussi par Canguilhem. Pour le premier, la maladie est tout d'abord « ce qui gêne les hommes dans l'exercice normal de leur vie et dans leurs occupations et surtout ce qui les fait souffrir » (Canguilhem, 1966, p. 52)[2]. Pour certaines personnes atteintes d'un cancer, les traitements anticancéreux biomédicaux sont reconnus comme la maladie elle-même. Comme l'exprime Augustin[3] : « ce qui est dur n'est pas la maladie [le cancer qu'on lui a diagnostiqué], ce qui est dur c'est la cure. Elle fait très mal. Elle t'éclate ». Les traitements biomédicaux anticancéreux, tant pour les formes de cancers urogénitaux que pour d'autres, sont des attaques au corps. Selon la représentation mécanique du corps, encore assez répandue

---

[1] Cette notion est celle qui nous intéresse ici, mais focalisée sur la maladie perçue, vécue comme telle pendant la réception des traitements anticancéreux pour en approcher sa compréhension.

[2] L'analyse de l'auteur concernant la notion de maladie de Leriche est plus élargie dans sa thèse. Cependant, nous restons ici sur cette première définition plus en résonance avec le regard du vécu des traitements anticancéreux.

[3] Prénom fictif d'une des personnes interviewées lors de l'enquête, célibataire, diagnostiquée d'un cancer de testicule en 2006 et traitée par chirurgie et chimiothérapie.

Note : tous les prénoms des personnes enquêtées sont fictifs dans ce texte.

dans le contexte biomédical, les spécialistes de cette approche prélèvent ou détruisent les organes par des pratiques notamment chirurgicales, des radiations électromagnétiques ou par l'administration d'une chimie toxique[1]. Pratiques mutilantes ou destructrices, partielles ou totales, pour enlever le « mal » qui dans les représentations sociales est associé à la cause de la mort du corps – en le prélevant ou le diminuant, puis en lui substituant autre chose qui n'est pas lui, en faisant *comme si* - et auxquelles il faut résister pour arriver à se maintenir vivant et contribuer ainsi à l'accomplissement du projet moderne où ce qui importe est surtout la survie, très souvent soustraite de la personne incarnée et étrangère au goût de vivre. S'appuyant sur les connaissances des représentations du corps qui sont les siennes (l'anatomophysiologie et son assimilation à une machine)[2], la médecine scientifique a produit et pratiqué des techniques diverses sur ce corps signifié comme impur, imparfait, maladif, lieu de la mort[3] (le cancer a été représenté comme le mal et assimilé à la mort même)[4], et isolé de la personne qu'il est et qui l'anime.

Les attaques du corps, sous-jacentes à cette paradoxale situation thérapeutique, ne sont pas signifiées en tant que telles par la médecine scientifique. Si celle-ci les reconnaissait, elle se contredirait d'une certaine façon elle-même. Au contraire, ces pratiques sont justifiées par des connaissances légitimées sur le corps. Cependant, elles ne sont pas infaillibles, même dans les mains du plus

---

[1] D'autres traitements ont été mis en place dans les dernières années, tels que les traitements ciblés, parfois vulgarisés aussi sous la métaphore de traitements personnalisés.

[2] Voir Le Breton D., *Anthropologie du corps et modernité*, 2013, notamment à ce propos les chapitres 2 et 3.

[3] Voir Le Breton D., *L'adieu au corps*, 1999.

[4] Au cours de ces dernières années, le cancer a été redéfini par la biomédecine comme maladie chronique.

compétent des spécialistes. Ces traitements deviennent des sortes de recours paradoxaux, très souvent dépersonnalisés, employés par la biomédecine pour essayer de repousser la mort. Ils mettent l'individu tout entier à l'épreuve, en testant sa capacité de résistance pour les surmonter et nier ainsi la mort. Ils ne touchent pas un organe, ils touchent l'individu tout entier, ses assises, ses sentiments identitaires, ses activités, ses relations interpersonnelles ordinaires, les plus profondes comme les plus superficielles. Ils marquent une rupture dans le sentiment d'intégrité corporelle et existentielle des personnes. Celles-ci se retrouvent confrontées de plein fouet au côté destructeur de la vie, car elles perçoivent très souvent ces traitements comme la mort ressentie dans leur propre chair. Vivre la plupart des traitements signifie souvent s'éloigner de la routine coutumière, se mettre en congé, se sentir en conflit avec soi-même et/ou être considéré comme un sujet en conflit pour l'entourage, se couper des liens sociaux ou s'en rapprocher par la situation de dépendance, sentir la douleur, sentir l'élémentaire de la vie. Bref, vivre une expérience de destruction, mais parfois aussi de renaissance, car ce qui est toujours en jeu dans l'expérience humaine est le sens. L'expérience subjective – l'*illness* - ressentie en tant que maladie (ici lors de la réception des traitements anticancéreux) est aussi liée à ce que les anthropologues anglo-saxons voulaient signifier par *sickness*[1] (la

[1] Dans le contexte nord-américain des années 70 et 80 du XXème siècle, la littérature dans le domaine de l'anthropologie médicale (Fabrega, 1970, 1971, 1974 ; Einsenberg, 1977 ; Good, 1977 ; Leinamn, Eisenberg et Good, 1978, Kein, 1978 ; Young, 1982 ; Kleinman, 1988) a rendu compte de plusieurs controverses à propos des significations distinctes du mot maladie que les anthropologues exprimaient par les termes *illness* et *sickness*. Certains se penchent plutôt sur les sens de *sickness* resignifiés en combinant la signification de deux mots : « le processus de socialisation de la *disease* et *illness* »

dimension de socialisation de la maladie). Nommer et signifier la maladie devient une tâche complexe. En tout cas, ces significations s'inscrivent dans le contexte biomédical. Comme le souligne Laplantine, « dans cette rencontre entre la maladie en tant qu'expérimentée subjectivement (*illness*) et la manière dont elle est scientifiquement observée et objectivée (*disease*), la pratique biomédicale consiste à subordonner intégralement la première à la seconde. Et c'est précisément dans l'interstice de cette inadéquation où se profilent et s'installent les interprétations psycho et sociomédicales de la maladie, c'est pourquoi l'existence même et le développement actuel permettent de mesurer les limites du discours exclusiviste médico-biologique dans notre propre société qui à bien y regarder, laisse insatisfait notre désir de sens » (Laplantine, 1992, p. 20).

Pour satisfaire ce besoin de sens, d'autres voies ont été ouvertes afin d'essayer de comprendre les personnes qui se trouvent à un moment ou un autre de leur existence en situation de maladie. Ces voies sont à l'opposé de la science positive, « celle qui se montre si fière de ses découvertes et de son progrès sans fin car elle a sacrifié le versant vécu du corps que nous sommes, sans en être trop dérangée et sans être consciente que de cette façon est analysé un être humain mutilé » (Trilles Calvo, 2004, 3, 139). La phénoménologie permet de nous ouvrir à la compréhension de l'expérience vécue de cette circonstance qui nous touche et qui est constitutive de chacun de nous, bien que cette constitution soit de plus en plus modifiée par la technologie, et de revenir à une

de Benoit (cité par Laplantine, 1993) ; et le rapport avec les proches qui légitime ou non la condition de malade, tel que l'exprime Cathébras (1997) : « tomber malade est en outre un processus social, en ce sens il est difficile d'adopter le rôle de malade (*sick rol*) sans l'assentiment de l'entourage ou sa complaisance ».

représentation anthropologique intégrée du corps, plus réelle que celle présentée par la technoscience, ou du moins plus cohérente avec la condition qui est la nôtre. Pour cela, il semble nécessaire de faire silence et de se mettre à l'écoute attentive du monde, de ceux et celles qui ont traversé ces expériences, dans le cas qui nous occupe la « maladie » vécue, l'expérience subjective racontée. Elles nous donnent les clés de ce que nous sommes, de notre existence, celle construite dans ce que Good appelle le « réseau sémantique » et que Le Breton relie d'une manière intégrée à la « physio sémantique ».

Quelques traitements biomédicaux pour les cancers urogénitaux et ses conséquences adverses

Les traitements biomédicaux pour les cancers sont plus ou moins connus du grand public, soit à travers sa propre expérience, soit par la littérature biomédicale. Cette contribution s'inscrivant dans le domaine de la socio-anthropologie du corps, il me semble essentiel de les présenter de manière succincte comme des techniques destructives de l'épaisseur charnelle qui nous constitue, afin de faciliter a posteriori la compréhension des expériences de ceux qui les ont prises comme recours pour continuer à vivre.

Les traitements biomédicaux pour un cancer de la prostate comportent surtout trois techniques : la chirurgie (la prostatectomie ou prélèvement ou l'ablation de la prostate), la radiothérapie et l'hormonothérapie. L'objectif de ces traitements biomédicaux consiste d'une part à enlever ou détruire la glande cancérisée par chirurgie ou par des rayons X. D'autre part, l'administration d'hormones de synthèse avec finalité thérapeutique est de supprimer l'activité hormonale de la prostate avec deux modes d'action différents : inhiber la plupart des hormones sexuelles ou bloquer l'action de celles-ci.

Tous ces traitements anticancéreux provoquent des effets adverses. Ceux qui correspondent le plus fréquemment à l'ablation de la prostate sont l'impuissance érectile et l'incontinence urinaire. Ceux rattachés à la radiothérapie peuvent concerner la région du corps irradié mais aussi l'état général de la personne. Certaines personnes irradiées sont plus sensibles que d'autres à cette énergie. Les plus sensibles ressentent un affaiblissement progressif pendant et après les séances d'irradiation sous la forme de perte d'énergie et d'appétit. Les séquelles liées à la région du corps irradié se manifestent par des troubles gastro-intestinaux tels que des nausées, de la diarrhée, un saignement rectal, des sensations de brûlure autour de l'anus, et une impression d'un besoin presque permanent de déféquer et/ou d'uriner qui peut devenir une tension douloureuse au niveau rectal. D'autres séquelles urinaires sont la douleur et la sensation de brûlure en urinant. La difficulté ou l'incapacité érectile sont aussi une possible séquelle concernant la sexualité de l'homme, due à l'endommagement des nerfs érecteurs et des artères de la zone urogénitale.

Les traitements biomédicaux pour le cancer des testicules impliquent aussi la chirurgie (l'ablation de l'un ou des testicules cancérisés, appelée castration ou orchidectomie), la chimiothérapie suite à l'ablation testiculaire selon la typologie et le stade du cancer, et le prélèvement des ganglions situés au niveau de l'abdomen près de l'aorte où débouche la lymphe des testicules, appelée lymphadenectomie retro-périnéale. Pour la plupart des médecins inscrits *stricto sensu* dans la biomédecine, l'ablation testiculaire est sans conséquence sur la vie sexuelle et la fertilité[1]. Affirmation légère et gratuite qui ignore et banalise l'expérience de nombreux hommes et

---

[1] http : //www.e-cancer.fr/Patiens-et-proches/Les-cancers/Cancer-du-testicule/Chirurgie

réduit leur vie sexuelle à une opération réifiée de laboratoire qui suit une logique industrielle et bancaire. Les substances chimiques employées pour le traitement du cancer testiculaire sont des dérivés du platine[1], combinées ou non avec de la bléomycine et de l'étoposide. Ils agissent au niveau systémique, c'est-à-dire dans le corps tout entier. La chimiothérapie est un phénomène total d'attaque au corps. Les conséquences sont bien connues : nausées, vomissements, anémie, thrombopénie, leucopénie, perte de cheveux, d'appétit y compris de la libido, hypersensibilité de la peau, plaies dans la bouche et le long du système digestif, troubles dans les systèmes organiques, fatigue et affaiblissement. Ils sont plus ou moins ressentis selon la sensibilité de chaque personne. Si l'ablation testiculaire est radicale et si elle est accompagnée d'un prélèvement des ganglions et de chimiothérapie, l'hormonothérapie fait partie d'une prescription à vie sous forme de testostérone en gel.

Concernant la vessie cancérisée, si l'affectation demeure là, le cancer est dénommé non infiltrant par la biomédecine. Le traitement pour cette forme de cancer est d'abord chirurgical[2]. Quelques heures après cette intervention chirurgicale, les urologues prescrivent une instillation de mitomycine[3] ou de bacille de Calmette et Guérin[4] (BCG). Les effets adverses de la mitomycine sont principalement une irritation de la vessie se présentant sous forme de cystite ou une réaction allergique sur la couche la plus superficielle de la peau. La cystite est aussi une conséquence de l'administration du BCG dans la

---

[1] Carboplatine et cisplatine.

[2] La résection transurétrale de vessie (RTUV). Prélèvement à travers l'urètre des tumeurs dans la vessie en conservant cette dernière.

[3] Un médicament chimiothérapique.

[4] Le bacille de Koch, responsable de la tuberculose. Cette bactérie joue le rôle de stimulatrice de réactions immunitaires pour détruire des cellules cancéreuses.

vessie, sa version plus compliquée étant l'infection systémique par la bactérie. Si l'administration de l'une ou l'autre n'arrête pas la croissance de la chair cancérisée, le traitement biomédical suivant envisagé consistera en l'ablation de la vessie, voire l'ablation de cette région du corps tout entière : prostate, vésicules séminales et urètre. Parfois, avant ou après cette opération s'ajoute de la chimiothérapie et/ou de la radiothérapie. L'ablation de la vessie et des structures environnantes est accompagnée de la construction d'une autre voie d'évacuation de l'urine. Il s'agit de la fabrication d'une autre vessie avec des morceaux d'intestin, une néo-vessie, ou bien de l'abouchement de la voie urinaire à la peau du ventre ou urostomie.

L'expérience de réception des traitements anticancéreux

La réception des traitements biomédicaux anti-cancer suscite chez les personnes ayant été diagnostiquées d'un cancer urogénital ou autre des changements brusques dans le corps qui sont ressentis par l'individu tout entier. Il s'agit d'un phénomène intégral. Les modifications surviennent quasiment d'un coup. Les expériences sont singulières, que l'on soit informé soi-même par un médecin oncologue ou par d'autres professionnels soignants qui prennent en charge les personnes atteintes d'un cancer, ou témoin en tant qu'accompagnant de personnes recevant ces traitements, ou bien encore que l'on ait entendu parler ou vu des personnes atteintes. L'expérience des personnes ayant pris connaissance du diagnostic et pendant la réception des traitements est quasiment indépendante de l'information reçue des professionnels médicaux ou connue par d'autres voies. Concernant l'information fournie par ces professionnels, l'expérience reste presque indépendante, même si elle est adaptée au niveau d'instruction de chacun, même si le praticien a de réelles compétences relationnelles qui favorisent la confiance de la part de la personne atteinte. Les représentations sociales intériorisées, les relations interpersonnelles et au monde entretenues jusqu'à présent, les circonstances vécues par les personnes au moment de prendre connaissance du diagnostic et surtout ce qui est au cœur de l'expérience, c'est-à-dire les émotions et les sentiments qui les traversent, jouent dans l'expérience. La plupart des personnes dans nos sociétés occidentales vivent ce moment dans la souffrance, exprimée ou inhibée, mais toujours dans la souffrance, plus ou moins anticipée ou non. Elle peut demeurer tout au long du processus ou bien elle peut se modifier, notamment par des soins de stimulation des recours personnels, d'accompagnement, d'apaisement qui embrassent avec calme et douceur l'intégralité des dimensions de la personne. Une écoute sensible, fine et attentive des messages du corps transmis à travers la voix et les gestes de la personne atteinte, exempte de jugements de valeurs, avec une information (à propos des altérations organiques et des traitements) adaptée à sa compréhension, contribueraient à nourrir la quête de sens de la personne atteinte. Elle sera ainsi accompagnée de manière sensible afin de pouvoir mobiliser ses recours personnels tout au long du processus et afin de maintenir ou de stimuler son statut d'acteur dans cette étape de sa vie.

Les traitements modifient le corps tant de manière transitoire que permanente. Ces modifications ne laissent pas indemnes les personnes impliquées : ni celles qui la vivent dans leur propre chair, ni celles qui les entourent, les proches. Les traitements soulèvent toute une gamme d'émotions et de sentiments chez les personnes qui les reçoivent. Le plus souvent, ils émanent d'une perception de soi bouleversée, surtout en raison de la vitesse à laquelle les modifications surviennent. Au cœur de l'expérience des traitements anti-cancer, ces personnes sont confrontées à la fragilité et vulnérabilité constitutives qui sont les nôtres, à une diminution et à une détérioration corporelle vertigineuse, à une prise de conscience de la condition mortelle, au sentiment d'étrangeté de soi-même, à la perception souvent stigmatisante des autres ou à la peur anticipée de cette perception, à la déstabilisation du sentiment identitaire construit, au deuil de soi, etc., mais aussi au sentiment de renaissance éprouvé par certaines personnes au bout de la traversée des traitements. Nous présenterons ici quelques expériences qui se dégagent de récits d'hommes ayant été notamment diagnostiqués et traités d'un cancer urogénital (prostate, testicule et vessie). Notamment, celles de l'étrangeté de soi.

Ces expériences, suscitées par les modifications corporelles pendant l'étape de réception des traitements biomédicaux anticancéreux, sont le plus souvent des expériences de mutation de soi. Elles sont parfois des sources de conflit, temporaires ou permanentes, tant individuelles que collectives au niveau de l'entourage social. Elles se déclenchent en fonction de l'âge, des histoires personnelles, de la disposition des personnes face à la maladie, de leurs projets de vie, de la trajectoire de la maladie, des conséquences des traitements. Souvent, ces expériences sont bouleversantes. Elles demeurent souvent sous le sceau du silence, dans le contexte retenu du pour soi-même, celui du secret personnel. Ceci est autant une manière de se protéger des possibles interprétations déformées des autres que d'éviter de se trahir soi-même face à la décision prise concernant le choix des traitements biomédicaux anticancéreux pour survivre, ou encore de trahir le médecin pour les patients qui ont le sentiment de lui devoir la vie. Lorsque l'expérience de la maladie s'extériorise à travers la narration, elle est une communication intense pour la personne qui l'a vécue, traversée, et une transmission pour ceux et celles qui l'accueillent sans préjugés, dans une écoute attentive. Elle devient alors dévoilement de la conscience de soi, un éclaircissement capable d'embrasser les ombres. Elle se présente le plus souvent par fragments. Le sujet, peu à peu et souvent sur le long terme, les rassemble avec le fil de son propre vécu jusqu'à tisser parfois le sens de cette étape vitale. S'il y arrive, c'est parfois aussi grâce au fil offert par l'accompagnement d'une personne soignante, professionnelle ou non.

L'expérience d'étrangeté lors de la réception de traitements

L'installation d'un sentiment d'étrangeté de soi, éprouvée en regardant son corps ou à travers la valeur qu'on attribue au regard des autres, est liée dans nos sociétés occidentales tant au contexte socioculturel du lieu d'habitation qu'au temps existentiel parcouru. Le corps que nous sommes et habitons a cristallisé l'ensemble des représentations prégnantes à une certaine époque, influencées par des groupes sociaux dans les diverses dimensions de la vie. Elles ont transpercé avec leurs valeurs tant l'imaginaire collectif qu'individuel. Dans nos sociétés occidentales d'individus, le corps devient aussi la représentation que chacun intériorise de manière personnelle dans un tissage plus ou moins harmonieux ou conflictuel entre la dimension sociale et individuelle, parfois en se battant contre l'imposition des images marchandisées à travers une position de résistance fondée sur la conscience de vivre les conditions de fragilité, de vulnérabilité et de mortalité qui sont les nôtres. Cette représentation du corps répond anthropologiquement à la structure symbolique par laquelle l'homme organise l'image de son corps, « car l'homme vit d'abord dans un corps imaginaire, investi de significations et de valeurs, avec lesquelles il intègre le monde en lui et s'intègre lui-même au monde »[1]. David Le Breton signale quatre axes fonctionnels, très étroitement liés, qui composent cette structure sur laquelle s'intègrent les dimensions physique et symbolique permettant à chacun de se façonner une image de son corps. Ces axes fonctionnels présentés par l'auteur sont les suivants : une forme, un contenu, un savoir et une valeur[2]. La représentation du corps, l'image que l'homme se fait de son corps « s'organise autour d'une *forme* : le sentiment de l'unité des différentes parties du corps, de leur saisie comme un tout, de leurs limites précises dans l'espace. Et d'un *contenu :* c'est-à-dire l'image de son corps comme un univers cohérent et familier où s'inscrivent des sensations prévisibles et reconnaissables. [...] Un *savoir*, c'est-à-dire l'idée, fût-elle rudimentaire, que l'acteur se fait de l'épaisseur invisible de son corps : de quoi il est constitué. Comment s'agencent les organes et les fonctions ? [...] La *valeur*, c'est-à-dire l'intériorisation du jugement social qui entoure ses attributs (beau/laid, jeune/vieux, grand/petit, maigre/gros, etc.) » (Le Breton, 2013, p. 216). Dans le contexte global occidental caractérisé depuis des années par une pluralité socioculturelle, ce sentiment d'étrangeté de soi nous traverse sous la forme d'une cadence oscillante, ressenti plus ou moins intensément au long de nos existences. Il s'installe et se désinstalle à partir de la puberté, et à chaque fois que des modifications corporelles sont constatées, à mesure que l'on traverse le temps, avec une perception plus ou moins juste des conditions qui sont

---

[1] Le Breton D., *Un corps de résistance. Un corps d'Amazone* (manuscrit inédit).

[2] Les deux premiers (forme et contenu) sont empruntés par l'auteur à Pankow, G. *L'homme et sa psychose* (1969), les deux suivants (savoir et valeur) sont introduits par l'auteur.

les nôtres. Le sentiment d'étrangeté de soi s'installe après une période stable du temps où son image est devenue familière[1]. L'étrangeté vient lorsque l'image intériorisée de soi-même devient méconnue, non familière. En se regardant dans un miroir, on se voit un autre. Quand ce sentiment persiste, on se sent un autre, une altérité en soi.

Le sentiment d'étrangeté de soi s'installe aussi comme résultat de périodes critiques vécues dans nos existences ancrées dans le corps, l'individu ayant plus ou moins conscience des traces laissées par son histoire personnelle sur son corps. Ces périodes entraînent des tensions dans les diverses dimensions identitaires que chacun(e) a élaborées dans les rapports entretenus avec soi-même, les autres et le monde. Ce sentiment n'est pas lié seulement aux situations définies en tant que maladies. Cependant, dans ces situations - plus par leur caractère critique que dit pathologique - il s'installe davantage en soi, surtout dans la trajectoire des traitements anticancéreux, aussi paradoxal que cela pourrait sembler à certaines sensibilités. Dans la maladie ou à cause des modifications provoquées par des traitements, ce sentiment est parfois investi d'un halo effrayant. Ce qui a été éprouvé par l'homme qui reçoit des traitements biomédicaux

---

[1] Le terme *familier* est analysé par Freud dans son essai *L'inquiétante étrangeté* (1919), du point de vue sémantique à partir du mot allemand *Unheimliche*, et esthétique dont nous ne nous occuperons pas. Il part dans sa quête de signification de ce mot à propos de ce qui nous intéresse ici : « ce concept est apparenté à ceux d'effroi, de peur, d'angoisse, et il est certain que le terme n'est pas toujours employé dans un sens strictement déterminé » (p. 7) (publié en ligne sur http : //classiques.uqac.ca). L'inquiétante étrangeté a été analysée longuement dans l'expérience du corps par Le Breton, notamment dans ses ouvrages *La chair à vif. De la leçon d'anatomie aux greffes d'organes* (1993) et *Des Visages* (2003). Des psychanalystes tels que Danièle Brun, ont repris cet essai de Freud pour l'appliquer à la relation maintenue par les sujets à leur corps malade. Voir Brun D., *Le corps relégué*, Cahiers du Centre Georges Canguilhem, 2007.

anticancéreux altère les axes fonctionnels cités plus haut, à partir desquels il a élaboré une représentation de son corps plus ou moins stable pendant une période de temps. Ces axes sont aussi plus ou moins intensément modifiés ou altérés par le retentissement de la découverte de l'image physique reflétée dans un miroir et par ce qu'on éprouve dans l'épaisseur du corps. Ce qui est vécu dans cette situation par maintes personnes renvoie à l'expérience d'étrangeté de soi.

Plusieurs expériences singulières ont été narrées par des personnes traversant la situation du cancer dans des romans, des essais ou racontées pendant des entretiens. L'un de ces témoignages a été celui du philosophe Jean-Luc Nancy. Il a vécu une expérience de transplantation du cœur et ensuite celle de l'arsenal pharmacologique complémentaire. Suite aux effets de la ciclosporine[1] et la chute conséquente des défenses du corps, il est diagnostiqué d'un lymphome qui le confronte avec une autre « intrusion violente » (Nancy, 2010, p. 7), les traitements anticancéreux. En prenant la métaphore d'un étranger dans une société qui le juge en tant qu'intrus, Nancy construit la trame de son récit. Il se sent davantage étranger[2] à lui-même lorsque le phénomène d'intrusion (d'abord la greffe du cœur) est incorporé. Pour Nancy, les notions d'intrusion et d'étrangeté sont solidaires. L'expérience d'étrangeté devient une continuité qui n'en finit plus, où l'idée de revenir à un sentiment de se sentir sain ou en forme[3] résiste, indépendamment des examens

[1] Une substance avec des propriétés immunosuppressives très employée par la biomédecine dans les transplantations d'organes.

[2] En plus de la situation d'intrusion et donc d'étrangeté vécue après ou en continuum de la greffe de cœur.

[3] Ou plutôt, comme le signale Canguilhem en citant Kant, « être bien en *apparence* » (p. 52) car il refuse de réduire la santé à une notion mécanique présente dans la biomédecine : « La santé, vérité du corps,

médicaux essayant d'objectiver le binôme continu « état de santé-maladie » conceptualisé par la médecine scientifique. Pour Nancy, le traitement anticancéreux « incorpore une quantité d'étrangeté chimiothérapique et radiothérapique. En même temps que le lymphome ronge le corps et l'épuise, les traitements l'attaquent, le font souffrir de plusieurs manières - et la souffrance est le rapport d'une intrusion et de son refus » (Nancy, 2010, pp. 37-38). Les traitements sont pour lui l'élément qui incarne son étrangeté. Ce vécu va de pair avec la non-reconnaissance de soi-même (une sorte de dés-identification) et le prolongement indéfini de cette expérience. Il exprime son ressenti de la maladie pendant le traitement d'autogreffe contre le lymphome : après, dit Nancy, « on sort égaré de l'aventure. On ne se reconnaît plus ; mais « *reconnaître* » n'a plus de sens. On n'est, très vite, qu'un flottement, une suspension d'étrangeté entre des états mal identifiés. Entre des douleurs, entre des impuissances, entre des défaillances. Se rapporter à soi est devenu un problème, une difficulté ou une opacité : c'est à travers le mal, ou bien la peur, ce n'est plus rien d'immédiat - et les médiations fatiguent » (Nancy, 2010, p. 39). Le fait de ne pas se reconnaître laisse en suspens les identités précédentes. La relation à soi-même est déjà rarement un long fleuve tranquille, bien avant que la maladie et les effets des traitements biomédicaux ne se fassent sentir. Bouleversée par la maladie et ses conséquences, cette relation devient encore plus instable, incertaine, brisant brusquement ainsi le possible sentiment identitaire perçu comme immuable chez certaines personnes. Selon l'approche interactionniste analysée par David Le Breton, l'identité est un échafaudage complexe sollicitant le sentiment de soi que l'individu éprouve à un

ne peut pas être expliquée par des théorèmes. Il n'y a pas de santé d'un mécanisme » (Canguilhem, 2004, p. 56).

moment donné (Le Breton, 2004, p. 64). Éprouver les traitements anticancéreux laisse en suspens cette sollicitation par rapport aux identités précédentes, mais aussi à l'actuelle. Il n'y a que reconnaissance, identification dans l'étrangeté, qui devient un sentiment de soi récurrent chez les personnes atteintes tout au long des traitements. Les capacités personnelles acquises pour exercer les différents rôles appris dans la vie courante, qui soutenaient le sentiment identitaire personnel, tombent sous le coup brutal des traitements sur le corps. Les références identitaires qui ont été pour Nancy les soubassements de la construction personnelle pendant longtemps ont disparu. Le soi reste perdu, en suspens, dans cette expérience d'étrangeté pendant la durée des traitements et de ses effets. On ressent bien à la lecture de son récit que l'expérience est intégrale. Il n'y a pas de troubles physiques et psychiques séparés. Dans cette situation, l'existence de la personne est dorénavant un travail inlassable, plus ou moins lourd et toujours à refaire, qui passe aussi par un deuil et parfois un remaniement de soi. C'est le prix à payer dans la condition de survivant d'une maladie grave lorsqu'on est tributaire exclusif d'une biomédecine qui entretient dans ses pratiques une notion mécanique du corps en ignorant la personne. Le Breton le remarque déjà dans son analyse sur les prélèvements et transplantation d'organes : « les troubles de la personnalité, plus ou moins graves, qui suivent la transplantation, montrent les ruses du symbolique pour s'imposer malgré tout dans une opération que le discours médical voudrait purement mécanique : remplacer une pièce défaillante dans la machine du corps pour une autre plus fiable. Existentiellement le cœur n'est pas une pompe, les reins une station d'épuration, ou les poumons des soufflets. S'il en était ainsi, l'homme serait en effet un mécanisme composé de pièces interchangeables, et les greffes ne soulèveraient aucune question psychologique ou éthique, ni en aval ni en amont, de même qu'il n'y a aucune objection morale à changer les rouages d'une horloge en panne. Mais la transplantation n'est pas la compensation mécanique d'une défaillance personnelle ; elle implique un remaniement d'identité, une forme subtile de greffe imaginaire. L'élément corporel intégré à la substance du receveur est chargé de valeurs et fantasmes, parcelle d'autrui, il soulève la question des limites identitaires, de la frontière entre soi et l'autre, entre la mort et la vie en soi et dans l'autre » (Le Breton, 1993, p. 313). Une analyse qui résonne également dans les situations de prélèvements d'organes et l'administration des traitements anticancéreux, avec certaines nuances qui s'ajoutent dans ces cas précis et toujours selon les manières dont les personnes la vivent.

Devenir étranger à soi-même lors de la réception de traitements anticancéreux pour des cancers urogénitaux

Les cancers urogénitaux et surtout les traitements que nous avons cités touchent notamment l'identité sexuée masculine. Cette région du corps concerne l'espace symbolique fondateur de l'identité par la valeur dont elle est investie. Elle est le lieu où se concentre la libido et où siège la vitalité humaine. Les traitements anticancéreux sont vécus en relation à une identité construite, devenue plus ou moins stable pendant une période de l'existence avant le ressenti des symptômes ou signes des troubles organiques dans cette région du corps ou avant d'être diagnostiqué de ces formes de cancer sans présenter de symptômes ou signes, lors d'un examen de santé programmé par la médecine du travail des entreprises et les compagnies d'assurance. Tant l'image de soi-même que l'identité masculine construite sont endommagées pour les hommes sous traitements anticancéreux liés à un cancer urogénital. Les modifications corporelles dues au caractère destructeur des traitements suscitent un ébranlement ou une tension plus ou moins intense selon les personnes, leur âge, leur histoire personnelle, liée à la perception de l'image du corps, du sentiment sexué et *genré* ressenti par apprentissage depuis l'enfance. Le résultat de ces ressentis se cristallise, entre autres expériences, de manière récurrente, chez les personnes interviewées, par un vécu d'étrangeté.

L'étrangeté vécue lors de l'exploration médicale du corps

L'expérience d'étrangeté est ressentie par certaines personnes tant pendant la trajectoire formelle mise en place par les institutions sanitaires liée au processus de travail technico-médical qui conduit à un diagnostic (Strauss), qu'après l'exécution des traitements. On commence à ressentir quelque chose de non ordinaire au moment du contact avec les appareils et les techniques mises en place pour l'exploration de l'épaisseur du corps. Appareils et techniques, bref, outils d'exploration du corps pour sa représentation devenus analogons de la mécanique, si familiers pour les experts biomédicaux (dont le rôle est assimilé à des ingénieurs du corps dans ce contexte organisationnel mécanique) et étrangers pour la plupart des personnes dans la vie courante. Une confrontation paradoxale à son corps, à sa représentation mécanique prégnante dans le contexte biomédical réduisant très souvent le corps à un objet, mais peu adaptée à des sujets incarnés ordinaires, inexperts dans ce domaine. De cette confrontation naît parfois une première impression de soi bizarre. Persistant tout au long de la trajectoire exploratoire des experts, cette impression s'installe et devient sentiment d'étrangeté pour le sujet qui s'expose par son corps, devenu objet d'exploration pour d'autres sujets qui se défendent inconsciemment du sensible en soi à partir d'une altérité devenue rationnellement objet et objective. D'autres fois, elle s'installe presque d'un coup, comme l'a expérimenté le personnage du roman *L'Ablation* de T. Ben Jelloun. Un homme âgé de cinquante-six ans, veuf, mathématicien de profession, atteint d'un cancer de la prostate, a choisi, après avoir pris connaissance du diagnostic médical et hésité à prendre d'autres traitements médicaux, l'ablation. Dès le début et tout au long du récit, il se perçoit autre dans les différentes étapes du processus du traitement du corps. Il évoque ainsi directement l'expérience de l'étrangeté de soi, du changement d'identité, en énonçant : « je suis un autre » (Ben Jelloun, 2014, p. 13). Au moment d'être confronté à l'examen de son corps, notamment par l'exploration par IRM, il dit : « Les images qui en sont issues résultent de gigantesques programmes informatiques exclusivement dédiés à l'exploration du vivant. Moi qui me plaignais de la sécheresse des mathématiques, elles ne sont pas rancunières. Je fais les cent pas dans la salle d'attente. Je suis incapable de me concentrer. Je suis un autre, ma mémoire vacille, tout vacille. Je me dis : qu'est-ce qui m'arrive ? » (Ben Jelloun, 2014, p. 22). Les sentiments d'hésitation et d'étrangeté sont aussi présents lorsqu'il évoque le récit d'un « brave Algérien » adressé à sa femme après avoir passé l'IRM. « J'avais le choix entre la tombe et la fusée ». [...] « On m'a retiré mes vêtements, j'ai gardé mon slip. Je me suis couché dans une sorte de civière, un tube comme celui des gens qui vont sur la Lune. On m'a attaché et, surtout, on m'a mis des casques sur les oreilles. Au début, il y avait de la musique, ensuite un bruit assourdissant par intermittence. La civière s'est mise à avancer lentement et à entrer dans un tunnel, ma tête touchait presque le plafond. Ça avançait, ça tournait, ça revenait, je ne sentais rien, ni piqûre ni pression, c'était comme une promenade dans le tunnel de la mort. Je crois que c'est ça le chemin que notre âme emprunte pour retrouver Dieu. C'était interminable. À quoi je pensais ? Aux enfants… et à toi. Oui, je l'avoue, c'est la première fois que j'ai pensé à toi. Et puis j'ai senti la mort me frôler comme l'aile d'une hirondelle… Ce n'était pas le printemps, ni l'hiver, je crois que c'était l'été, car il faisait chaud dans la cabine étroite. J'avais les yeux fermés en permanence ; il n'y avait rien à voir. Tout mon corps a été fouillé, ils ont tout vu, analysé, je suis comme neuf. L'IRM, c'est comme la radio totale, qui photographierait tous les membres du corps, même les plus enfouis à l'intérieur de moi… Drôle d'impression. Bon, c'est fait, maintenant faut attendre ce que va dire le médecin. Allez viens, on s'en va, je me sens étrange. Je ne sais pas plus quand on aura les résultats, demande à la dame quand on doit revenir voir le docteur… » (Ben Jelloun, 2014, pp. 23-24). Imaginer le « paysage » d'une photographie de l'intérieur de son corps semble aussi insolite à cet homme. Il ressent le même sentiment d'étrangeté, « je me sens étrange », car pour lui l'interprétation médicale du paysage de l'intérieur du corps était impensable. Connaître le mal dans sa chair, hébergé en lui, dans son épaisseur, semble étrange, même pour une personne habituée aux raisonnements mathématiques et aux processus techniques qui en découlent. Face à cette situation, qu'il définit comme spectacle, il confirme encore une fois ne pas se reconnaître et en même temps il se demande qui il sera après l'ablation de sa prostate. Soulagé par l'invisibilité du manque organique, il se projette comme un homme un peu amoindri : « Après je serai un homme moins quelque chose. Un homme un peu, un tout petit peu abîmé. Ça ne se verra pas. Personne n'ira vérifier si je suis entier ou non ». Il anticipe comment il se percevra et pense que son état physique après l'intervention sera invisible. « Mon imagination, continue-t-il, me joue des tours, elle va plus vite que mes pensées, elle me précède et me présente un spectacle où je ne me reconnais pas » (Ben Jelloun, 2014, p. 26). Ce qui est au cœur de l'expérience du personnage de ce roman tout au long du récit est l'étrangeté de soi par rapport à l'identité masculine construite, le deuil de soi consécutif par rapport à la jouissance du plaisir qui caractérisait sa vie sexuelle et sa résolution rationnelle en acceptant les conséquences de son choix chirurgical d'ablation de sa prostate, le prix à payer pour continuer à vivre. En revanche, il y a des hommes comme Jorge[1] (60 ans) qui refusent cette ablation pour continuer à vivre. Pour lui, la valeur essentielle est de continuer à vivre sa vie sexuelle, même si la durée de son existence pourrait se raccourcir, selon le critère exprimé par son médecin. Jorge était pleinement conscient et déterminé dans son choix au moment où le médecin lui a rendu le diagnostic et proposé les différents traitements. Il n'a pas hésité, même lorsque l'urologue s'est étonné de son refus de l'ablation, la valeur primordiale pour ce praticien étant la garantie de survie. Ce dernier s'en tenait au critère institutionnel médical, peut-être même personnel de la valeur de la survie, sans prendre en considération les valeurs de Jorge et de son épouse pour lesquels l'activité sexuelle joue un rôle important dans leur goût de vivre[2]. « Avoir une vie sexuelle, dit-il, c'est le plus important dans la vie, plus que de manger ». Jorge a choisi l'irradiation de sa prostate et l'hormonothérapie. Pendant l'entretien, il n'a exprimé

---

[1]Personne interviewée (avec son épouse) lors de l'enquête, diagnostiquée d'un cancer de la prostate en 2005 et traitée par radiothérapie et hormonothérapie.

[2] J'étais présente à cette consultation où ce médecin s'adressa à moi en s'exclamant : « Tu te rends compte, il préfère la sexualité à la vie ! ».

aucun ressenti de changement dans son corps suite à ces traitements. En revanche, il a ressenti un moment de défaillance morale (dépression) avant de commencer les séances d'irradiation. Plusieurs facteurs ont contribué à cette expérience chez Jorge : rester acteur de son processus cancéreux, la confiance en lui, aux traitements choisis, le soutien de son entourage - notamment de son épouse et de ses amis.

La rapidité du travail médical pour parvenir à un diagnostic le plus tôt possible ne prend parfois pas en compte la sensibilité du sujet qui vient de se confronter à une maladie grave et la possible conséquence d'en mourir. Les rythmes contrapontistes maintenus entre le personnel sanitaire et la personne en situation de maladie exposée à l'exploration de son corps pour découvrir le « mal » accentuent le trouble. C'est ce qui est arrivé à Mario[1] (35 ans) lors de son hospitalisation, après qu'il a décidé de se rendre en consultation médicale suite aux changements remarqués dans un de ses testicules. « Les premiers jours, dit Mario, « je ne savais pas comment le prendre. [...] J'étais très effondré car tout est allé très vite. [...] L'incertitude de... m'a toujours habité, si nous étions en retard ou si le protocole était ainsi. [...] J'étais toujours décalé par rapport aux médecins : nous te faisons maintenant ceci, maintenant cela, et j'étais très déconcerté. Toutes les journées, ils me faisaient des examens et réellement, je ne connaissais pas le degré de... ou quelle était la garantie de guérison. Après l'orchidectomie, j'ai commencé à assimiler un peu plus le problème. Je commence à le regarder d'une façon plus objective. [...] Cette angoisse que j'avais de ne pas savoir m'avait déjà quitté. L'orchidectomie m'a ôté la tumeur et cela a été le

[1] Homme interviewé, marié, atteint d'un cancer de testicule en 2001, et traité par chirurgie testiculaire et ganglionnaire, et par chimiothérapie.

soleil, voir le soleil, commencer à comprendre ». L'incertitude quant à la nature du mal et les possibles issues pour continuer à vivre ont laissé Mario profondément déconcerté et angoissé. Le rythme effréné des interventions médicales sur son corps accentue le dualisme anthropologique qui persiste dans le domaine biomédical de ce contexte, laissant de côté la manière dont le sujet vit cette situation. L'expérience du sujet est en quelque sorte absente aux yeux des intervenants sanitaires penchés sur le seul corps objet.

Étrangeté et vieillissement

L'expérience d'étrangeté de soi est aussi liée au sentiment de la vieillesse. La faiblesse, les défaillances, l'amoindrissement vital senti dans le corps tout entier lors des traitements réveillent ce sentiment que nos sociétés occidentales nous ont appris à mépriser en l'absence de maladie et qui est interprété dans le sens de cette dernière. Ce sentiment de vieillissement est apparu chez Carlos[1] (62 ans), après l'ablation de la prostate : « Je ne suis pas le même. Je me sens en général diminué, amoindri, même dans la tête, la mémoire, l'intelligence, les réflexes. C'est vrai aussi qu'il ne faut pas oublier l'âge. Il fait aussi des ravages, mais comme le changement a été tellement soudain... […] Le corps est déjà éprouvé, il est déjà fatigué, il se sent déjà vieux. Et je crois que tout est en rapport à la circulation du sang. Lorsque je fais mes brouillons, le stylo tombe, je n'arrive plus à le maintenir. […] L'autre jour on m'a mis deux poches de sang, […] je ne saigne pas, … alors cela m'amène à penser que c'est la médication qu'on m'a prescrite, elle est en train de me consommer l'intérieur ». Carlos met en exergue la soudaineté de ce ressenti au cours des traitements et le lent

---

[1] Homme interviewé, marié, atteint d'un cancer de la vessie en 2004 et traité par chirurgie conservatrice (résection transurétrale) et par BCG.

processus de deuil pour arriver (si on y réussit) à l'accepter car il rappelle la nécessaire acceptation de la mort, condition refusée.

L'étrangeté est aussi ressentie par comparaison à d'autres hommes rencontrés dans les salles d'attentes hospitalières. « Au début c'est étrange, dit Pablo[1] (42 ans) : « On se voit étrange. Je me voyais comme un cas rare au moment de venir aux consultations ou venir pour les traitements. [...] Il était frappant de voir des personnes plus âgées que moi. Elles venaient pour le même traitement que moi qui ai quarante ans. [...] Je pensais que cela n'était pas normal. [...] Je me demandais : s'il [le cancer] est apparu chez moi à quarante ans, lorsque j'aurai l'âge de ces messieurs, il me faudra probablement passer plusieurs fois par le bloc opératoire. Mais peu à peu, je l'ai assimilé ». Pour Pablo, l'étrangeté a été ressentie au moment de se retrouver entre hommes, tous plus âgés que lui. Il projette la possibilité de survivre à leur âge suivant une probable trajectoire imaginée de la maladie qui le conduira entre les mains des chirurgiens, imaginant peut-être aussi que ces hommes sont là après avoir subi plusieurs opérations. La pratique chirurgicale est pour lui le remède représenté et intériorisé en tant que garantie de survie. Celle-ci dépend pour lui des médecins. La mort n'est pas envisagée ; elle reste encore pour lui un horizon lointain. La projection de Pablo est cohérente avec le projet moderne de rallonger les années de vie, développé par la biomédecine et dépendant de ses techniques.

L'étrangeté dans l'urine

Voir un liquide noir au moment d'uriner suscite une expérience d'étrangeté inquiétante, surtout après avoir

[1] Homme interviewé, marié, atteint d'un cancer de la vessie en 2005 et traité par chirurgie conservatrice (résection transurétrale) et par BCG.

connu les saignements par cette voie d'élimination avant les traitements. Le noir évoque une probable récidive ou une complication. Pablo a expérimenté ce sentiment lorsqu'il a reçu le BCG après la résection transurétrale : « Au début, ça me faisait peur. L'infirmière a même eu des problèmes pour me placer la sonde. Il fallait endurer tout le possible de ma part sans uriner. Je sortais d'ici et j'allais travailler avec le traitement en moi. Au travail, j'urinais et je voyais alors le liquide noir, et je me disais : cela est-il normal ? Et à la sortie, il me brûlait ». La peur, l'angoisse ressentie avant l'administration du BCG restait en suspens, sans trouver de soulagement. Sur ce corps récalcitrant, l'insistance de l'infirmière pour faire pénétrer le cathéter le long du canal pénien jusqu'à la vessie a très probablement provoqué un traumatisme dans la voie urinaire. Cette insistance montre une violence dans la détermination à appliquer cette substance à tout prix plutôt que de soigner, de créer des conditions propices à atténuer la peur de Pablo, de contribuer ainsi à la relaxation de son corps et prévenir une possible infection systémique a posteriori à cause du traumatisme urétral provoqué par un sondage forcé. La peur de Pablo a déjà peut-être pour origine le refus d'être pénétré par le même organe de pénétration, ce qui révèle le refus d'une identité féminine et se manifeste dans une tension de défense du corps tout entier. Une attention sensible au sujet avant l'administration du BCG aurait aussi épargné cette tension identitaire. Son récit à propos de la manière dont il avait vécu l'un des examens pouvait déjà révéler son refus d'une identité féminine : « lors des cystoscopies, on te met comme une parturiente, allongée avec les jambes en haut appuyées sur… ils (les médecins) cherchent l'horizontalité, alors l'anesthésie, les nerfs, l'effrayé qu'on est ne se sent pas bien, mais quand ils finissent, lorsqu'ils tirent ça ! Tu as une démangeaison pendant des jours.

C'est une démangeaison en-dedans et on a beaucoup de mal pour uriner ; tu as la sensation d'envies d'uriner tout le temps. C'est très désagréable ».

L'étrangeté en se regardant dans le miroir

Le ressenti le plus radical du sentiment d'être devenu un autre, de ne pas se reconnaître, est la confrontation avec le reflet de son visage dans un miroir. C'est là, dans cette confrontation avec le reflet du visage - où siège notamment notre identité - que naît le sentiment de mutation altérée de soi. Avant les altérations, on est dans ce que David Le Breton nomme « le visage de référence », celui qui devient coutumier, familier à soi-même, dans lequel nous nous reconnaissons et que les autres nous reconnaissent. Ce « visage de référence apparaît à la jeunesse. D'innombrables phrases le révèlent. Il maintient une impossible coïncidence avec soi-même pour qui contemple son portrait dans une photographie ou se regarde dans un miroir » (Le Breton, 2010, pp. 148-149). Le Breton oppose ce visage à celui de la vieillesse, qui nous apparaît tôt ou tard dans notre parcours existentiel et par lequel nous expérimentons aussi le sentiment de la vieillesse. Dans la situation des traitements anticancéreux, comme la chimiothérapie, la confrontation avec le miroir est une expérience radicale ; le sentiment d'être devenu méconnaissable à soi-même - on se voit déjà mort-vivant-, jouxte celui de la mort qui s'approche. L'expérience est radicale car le visage et le corps tout entier se sont métamorphosés, modifiés dans un court laps de temps (quelques mois) renvoyant une image effrayante de soi-même, qui subitement est devenu un autre. L'intolérance à l'image de soi est une expérience marquée par la violence, comme l'exprime Elias[1] (34 ans) : « Me

[1] Homme interviewé, marié, atteint d'un cancer de testicule en 1999, traité par chirurgie testiculaire et ganglionnaire et par chimiothérapie.

voir dans le miroir a été très fort pour moi, une des choses les plus douloureuses ; je n'avais pas de forces, ni pour pleurer, [...], je n'avais de forces pour rien. [...] les cheveux sont tous tombés. Une fin de semaine à la sortie de l'hôpital, au moment de me lever le matin, tous les cheveux de ma tête étaient sur l'oreiller. Cela m'a très affecté. Je suis allé tout de suite à la salle de bain pour me raser la tête, pour éviter que les gens me voient comment j'étais en me levant. J'avais aussi la couleur des murs sur ma peau. Ça, c'était ma faute, car je ne voulais pas ouvrir la fenêtre et la lumière m'éclairait à peine ». Pour Elias, il était préférable de se présenter chauve par sa propre intervention (se raser le crâne) que de laisser voir la chute des cheveux provoquée par la chimiothérapie. Il reste ainsi acteur de sa mise en scène relationnelle avec les autres. Il poursuit : « je craignais de me voir. [...] Lorsque je me suis regardé dans le miroir... cela a été pour moi une impression très grande. Avant, j'étais assez fort. Je suivais même des entraînements. Lorsque je me suis vu dans le miroir avec 47 kilos [...] c'était comme une radiographie ambulante, on voyait tous les os. Cela a été une impression que je n'oublierai jamais. Au moment de me voir, je me suis dit : je me récupère quoi, et même en sortant de l'hôpital maigre comme je te dis, quasiment sans forces, j'ai pris moi-même ma valise car mon état d'esprit était de démarrer, partir chez moi, même si je ne m'habituais pas de me voir comme ça. Je me regardais dans le miroir et moi, je n'étais pas moi... J'ai pris des forces, je ne sais pas d'où ». La métamorphose du corps suite à la chimiothérapie amène Elias à réagir contre l'image intolérable de soi par une force de volonté farouche qui a animé tout son corps physique pour l'arracher à la mort dont il a vu le visage. Son geste est une sorte de contournement symbolique de la mort, un combat entre ses forces de vie et de mort. Celles de la mort introduite dans l'épaisseur charnelle sous le puissant effet destructeur de la chimiothérapie, qui se révèle à son tour à la surface ; celles aussi de la vie qui ont pris la forme d'une incarnation démesurée dont le nom est cancer, représenté comme la mort même, mais dans laquelle il puise inconsciemment pour résister. Il a fui symboliquement la mort en partant du lieu qui en était devenu le symbole, avec le désir de la laisser derrière, de rentrer chez lui avec l'espoir de redémarrer son existence telle que la lui renvoie la mémoire récente de son image de référence, de se re-métamorphoser dans le visage et le corps tout entier qui lui ont permis de sentir auparavant le goût de vivre.

Le vécu de la chimiothérapie côtoie la signification de l'ombre, de la nuit existentielle qui renvoie à la mort pour Gustavo[1] (50 ans). Écoutons la signification qu'il donne à sa chimiothérapie : « Elle est la fin des fins. Cela a été pfff, Mortel ! [...] Elle est vraiment dure. [...] La chimio m'a séché les bras. Lorsque j'ai fini le traitement, je pesais vingt-sept kilos. Au dernier jour de la dernière chimio, je ne marchais pas. J'avais le potassium très bas. J'avais une énorme faiblesse, je vomissais tout le temps. [...] Le médecin oncologue m'a envoyé un jour chez le dentiste et il m'a arraché quelques dents avec ses mains. J'avais la périodontite ; puis j'avais la bouche pleine de plaies. Je l'ai passé très mal, mais mal, mal, mal. La chimio est... ! [...] Je me sentais peu à peu de plus en plus diminué, chaque fois un peu plus ; tu remarques que tu t'éteins de plus en plus, [...] La dernière semaine de traitement a été très mauvaise. Je me sentais... très affaibli, très écrasé, l'envie de vivre était très faible. Rends-toi compte que je travaillais dans une pompe funèbre depuis 20 ans. Je sais

[1] Personne interviewée, célibataire, les médecins lui ont diagnostiqué un cancer du testicule en 2004 traité par chirurgie testiculaire et chimiothérapie.

ce que c'est la mort. Je voyais la mort imprimée sur mon visage. […] J'étais déjà plus ou moins marqué dans ma vie. Je sais comment sont les choses ». Gustavo, accoutumé à reconnaître les traces de la mort sur le corps des autres, fait la douloureuse expérience de leur apparition progressive sur le sien propre. Il se sentait devenir un cadavre vivant à cause de la maigreur extrême à laquelle il était arrivé. Son expérience avec les cadavres ne lui a pas épargné le sentiment de l'inquiétante étrangeté en se regardant un jour dans un miroir : « Je ne veux pas regarder cette page car elle est complètement négative, […] car c'est comme une lumière d'un petit trou très large. Je voyais petit à petit un peu plus. Tous les jours je me disais : - con, un peu plus de clarté, un peu plus de clarté… jusqu'au jour où tout était clarté. […] Je te dis assez mal… je me regardais dans le miroir et je disais : et… c'est moi ? J'avais entre 80 et 100 kilos et… mais… je passe cette page et …dehors ! Et vivre maintenant ». Gustavo a évoqué le côté sombre de cette étape vitale sans frissons, mais en désirant l'effacer pour se concentrer sur la vie devant lui.

Augustin a également éprouvé la violence destructrice de la chimiothérapie. Les modifications corporelles sont remarquables : « j'ai perdu du poids. Je pesais [avant de commencer les traitements] 92 kilos. J'avais un corps fort, gymnastique. J'ai commencé à me voir maigre, je mangeais moins, le visage commençait à défraîchir, puis, j'ai eu de l'acné, puis les cheveux ont commencé à tomber… les sourcils aussi et tu te regardais dans le miroir et tu te rendais compte que tu étais en train de lutter contre la maladie. Tu ne pouvais pas éliminer ça dans ta tête. Cela était toujours présent. Tu te regardais et tu te voyais directement là ». À la différence d'Élias, Augustin était conscient du combat dans lequel il se trouvait plongé, soulignant les modifications corporelles mais sans ressentir l'inquiétante étrangeté au moment de se confronter avec son visage dans le miroir. Il évoque surtout le brutal et soudain affaiblissement général jusqu'à toucher ses forces intérieures, aboutissant à une sensation d'épuisement : « La chimiothérapie était dure, violente, assez violente [...] elle laisse ton corps à zéro, absolument à zéro. Tu n'as pas de force... ni pour manger. Tu n'as pas de force pour aller à la selle. Tu n'as plus aucune force. Tu t'effondres, tu t'effondres, tu te mets dans un... une dépression... [...] Dur, dur, dur. J'avais peur, sincèrement... La vérité c'est que... elle te frappe. [...] Tu sens comme si tu n'avais pas de sang, que ce qui est en toi est un venin qui est en train de circuler, tu n'as pas de forces... la vue... tout ton corps s'écroule, ça commence à zéro pour que tu ne meures pas, tout comme un petit enfant. Tu n'as plus de force pour te bouger, pour faire 50 mètres... Bah ! Tu dois t'arrêter trois fois, tu as besoin d'aide pour te lever du lit, la tête tourne ». Augustin a vécu l'expérience d'une régression progressive semblable à la dépendance de la petite enfance, un âge qui dans son esprit est le plus à même de refléter ses ressentis.

L'expérience d'étrangeté autour de l'hormonothérapie : entre tension identitaire et deuil de soi

Les effets de l'hormonothérapie après une ablation de la prostate induisent parfois chez certains hommes une expérience de tension identitaire. D'une part, l'individu est en deuil du masculin, en deuil de soi en tant qu'homme sexuellement actif et en proie au trouble dû à l'identification avec le corps et le ressenti d'une femme. Isidro[1] (68 ans) expérimente de manière troublante ce

[1] Personne interviewée, célibataire, les médecins lui ont diagnostiqué un cancer de la prostate en 1994, traité cette année par hormonothérapie et l'année suivante par chirurgie.

dernier sentiment. Des mois après avoir commencé l'hormonothérapie, Isidro se trouve dans un lieu différent de celui où il habite et expérimente un ressenti étrange. De retour chez soi, il se sent envahi de sensations inhabituelles, déconcertantes dans les mois qui ont suivi, sans comprendre ce qui lui arrive : « J'ai traversé un moment très, très, très moche dans le sens que… je ne savais pas qu'est-ce qui m'arrivait, que, que… je me levais le matin… la maison m'oppressait, je n'avais pas envie de sortir, je restais là et… et je lisais et je ne lisais pas, je me demandais où je vais, où je ne vais pas… ». Isidro se sent désorienté, opprimé, confus. Pendant des années, il essaye de trouver une explication, une cause à son état affaibli en partageant son ressenti avec des amis, car il est sous prescription médicale intermittente de blocage hormonal, selon les chiffres de PSA obtenus lors des examens de suivi médical. Une année avant notre rencontre, il en parle à un de ses collègues qui lui répond : « Arrête de dire des sottises et tais-toi, ne dis plus rien de ça ». Il partage alors le sentiment d'étrangeté qu'il expérimentait avec une amie. « Alors c'est elle qui m'a donné de la lumière… elle était en train de traverser la ménopause, elle ne prend rien et je lui ai raconté ce que je sentais, alors elle m'a dit 'cela m'arrive à moi aussi', et je me suis dit que ce qui m'arrivait n'était pas tant en rapport avec mon retour chez moi et à l'âge que j'ai, mais à l'hormonothérapie, non ? J'avais déjà parlé avec un ami médecin qui m'avait dit, 'si tu ne veux pas être comme ça', il est question d'aller au psychiatre et il te prescrit un médicament qui te met comme ça [il fait un geste avec sa main droite au-dessus de sa tête comme pour marquer une limite] et c'est clair, tu n'es pas toi, et, et, et, et,… c'est clair, je préfère être ainsi, que… de prendre plus de chimie et me trouver dans un état d'euphorie ou de… je ne suis pas arrivé à parler avec X [il cite son urologue] de ça, c'est-à-dire nous n'arrivons pas à communiquer. Je lui ai demandé s'il connaissait d'autres hommes qui ont la même expérience et s'il connaissait une étude sur ça, et j'ai conclu qu'ils sont des urologues mais qu'ils ne savent peut-être rien de ça ». Isidro se débat entre ses propres réflexions et les avis d'amis, de collègues, de médecins pour essayer de trouver une réponse à ce qui lui arrivait. Le seul éclairage semble être venu d'une amie qui traverse la ménopause, avec laquelle il a pu s'identifier dans ses ressentis. Il attendait aussi une confirmation de ma part, mais je n'ai rien dit, sinon je voulais l'aider à explorer son ressenti. Plus tard, je l'ai questionné sur son vécu pendant les cinq mois évoqués pendant l'entretien : « Qu'est-ce qui t'est arrivé pendant ces cinq mois ? ». « Effets de… de l'hormonothérapie, répond-il, de me réveiller pendant la nuit avec tous les draps pleins de sueur et changer ces draps du lit, et j'ai traversé… le deuil, eh… des peurs, des cauchemars très forts ». Un deuil et un ressenti semblable à la terreur qu'il n'a pas exprimée. J'ai poursuivi avec l'exploration : « Quel changement corporel as-tu expérimenté lorsque tu as commencé avec l'hormonothérapie ? ». Il revient alors sur son expérience du corps identifié au vécu de la ménopause : « Au début, des effets ménopausiques très forts, transpiration eh… rougeur ; j'ai eu ces expériences de… être en train de parler et là il me vient un uff ! ! !, et me vient, et me vient, et d'ici à là [il fait un geste qui part du ventre à la tête] être absolument trempé, je restais immobile, et les grandes gouttes glissaient, je demandais un mouchoir, je me séchais pour éviter que cela se remarque et je me disais… je devrais là me changer totalement les vêtements car elle descendait [la sueur] jusqu'au sous-vêtement. C'est déjà plus faible, je te dirais que… ça ne m'arrive déjà plus, et l'autre existe en tant que personne, pas en tant que mâle,

car j'ai eu cette chose et me dire bon si on me donne la vie, ça…écoute, non ? ».
Gloria : Comme tu l'as remarqué avant, tu as expérimenté une augmentation des seins.
Isidro : « Un peu, oui, mais seulement un peu. J'ai eu mal dans les seins pendant un moment là au [il nomme un pays de l'Amérique Latine] et il y avait une infirmière qui m'a touché et elle a dit : ici, il n'y a rien ».
Gloria : Chute des poils corporels ?
Isidro : « Les cheveux de la tête se renforcent, mais ceux du corps, on les perd. On les perd entièrement et au début je me suis senti bizarre, et on ne m'a pas non plus averti de ça ! […] Je me souviens d'un jour où on m'a invité à aller à la plage et à me baigner, lorsque le courant métrosexuel n'existait pas, et je dis : non, je ne porte pas de maillot de bain et je ne sais pas quoi car je ne voulais pas qu'on me voit comme ça et après je me suis dit : mais pourquoi pas ! Mais à ce moment non, non, je ne voulais pas sans poils, ni sous les aisselles car ils ont aussi disparu. Mais ça n'était pas un problème car si on me donne cette autre [la vie] ».
G : Le problème pour toi alors était sur le plan…
Isidro : « Psychique, pleinement psychique, il est difficile pour moi de te dire autre chose ».

Isidro expérimente l'ambivalence. Il n'arrive pas à saisir ce qui lui arrive. Il se glisse dans l'interstice entre une tension identitaire - sans l'exprimer explicitement - et un trouble psychique qu'il attribue au blocage hormonal. Il s'identifie à un ressenti (ou sensation physique) propre aux femmes en déclin de leur fertilité (dans son évocation, une amie), en même temps qu'il refuse ce bouleversement corporel. Il essaye de trouver une explication sur un mode dualiste. Implicitement, Isidro refuse de vivre son corps devenu étrange par la similitude des ressentis entre celles d'une femme traversant la ménopause et ses propres ressentis expérimentés pendant les périodes de blocage hormonal. Mais simultanément, il essaye de trouver un lien explicatif scientifique entre le blocage hormonal et un supposé trouble psychique. Il essaye de confirmer l'hypothèse biologisante de son ressenti, en même temps qu'il rejette la possible prescription de psychotropes dont il craint les effets sur sa personnalité. Refusant les changements de sa condition corporelle et craignant le jugement des autres, il est constamment soucieux de cacher son corps transformé dans le contexte social, autant ses bouffées de chaleur survenant alors qu'il est en train de parler en public que son corps nu épilé lorsqu'il est invité à partager un bain de mer. Il essaye d'occulter sous les vêtements la transformation de son corps au regard des autres dont il craint le jugement. Il résiste ainsi à être identifié à la condition corporelle d'une femme en maintenant son identité personnelle masculine par des stratégies de protection. Si son malaise était présent face à la transformation de son corps, il le subit en se résignant, le vivant d'une certaine manière comme un sacrifice et mettant peut-être en question sa notion de salut. D'où son silence sur les médecins, auxquels il attribue le fait d'être encore vivant. S'il vit bien une tension identitaire liée au blocage hormonal et un deuil de soi au masculin, qui demeure caché pendant l'entretien, il manifeste une résignation par rapport aux années de vie perçues comme gagnées grâce aux actes médicaux, même s'il les ressent gênantes. Isidro compte sur des recours personnels, même amoindris, et sur des projets réalisés et à réaliser qui ont configuré le sens de son existence.

D'autres tensions identitaires découlent de l'émasculation[1] et de l'administration de testostérone. L'image du corps peut se transformer et devenir différente de celle de référence qui a accompagné l'individu tout au

[1] Ablation totale testiculaire.

long de son parcours et à laquelle il s'était identifié. C'est le cas d'Alvaro[1] (33 ans) : « Avec les patchs (de testostérone) j'ai beaucoup grossi. Cela a été fatal ; je ne pouvais presque pas bouger. Je suis arrivé à 130 kilos, j'étais mal. Je vois les photos et je ressemble à un monstre. J'étais mince, agile, avec de l'énergie. Quand tu vois que le corps ne t'accompagne pas, tu as du mal pour te lever d'une chaise, du lit ; tu montes les escaliers et tu es comme un poulet. En plus, les patchs se décollaient. J'ai eu beaucoup de problèmes parce que je n'absorbais pas la quantité nécessaire. Je plaçais les patchs et ils se décollaient par la sueur lorsque j'allais courir ». Alvaro a vécu cette période où il a grossi comme le deuil de son image précédente à laquelle il s'identifiait, y compris de l'apparence masculine qu'il aimait. Les patchs de testostérone représentaient la prothèse pour pouvoir continuer à se sentir actif et vivant après la castration. « Je suis dépendant de ça [la testostérone en gel]. Si je vais voyager, je dois prendre deux boîtes ou…. Pour moi c'était une nouveauté, avoir la nécessité d'utiliser ça tous les jours, m'adapter à ça, mais maintenant ce n'est rien ». Cette prothèse substantielle est devenue nécessaire pour lui. Je l'ai questionné sur son expérience : « Qu'est-ce que tu expérimentes avec l'application de cette hormone ? ». « Elle me maintient bien, je le remarque. Ce n'est pas, bien entendu, la même chose qu'avant, lorsque j'avais les testicules. Cela n'a rien à voir. La libido était plus… je ne sais pas si peut-être l'âge contribue aussi. J'imagine qu'on ne sent pas la même chose à 20 ans qu'à 30 ans ».
Gloria : Fais-tu référence au ressenti d'un désir sexuel ou à l'intensité de l'érection ?

---

[1] Personne interviewée, mariée. Les médecins lui ont diagnostiqué un cancer du testicule en 1995, traité par chirurgie testiculaire bilatérale et testostérone.

Alvaro : « Aux deux choses. Je remarque la différence. Parfois, je le dis à mon épouse. Je lui dis que ça n'a rien à voir. De toute façon, je sais comment sont les choses. [...] Bien sûr le gel me va mieux que les patchs et j'imagine qu'avec le temps viendra un produit mieux que le gel ; mais je ne me fais pas non plus de souci. [...] Je me sens satisfait ; nous jouissons du corps en général. Je remarque que les zones de l'opération sont comme endormies. [...] Cette sensation, je l'expérimente au moment où je pratique le sexe, c'est une sensation entre douleur et plaisir. Après, je suis bien. J'en ai parlé au médecin. Il m'a dit que c'est normal. Cette sensation ne me dérange pas beaucoup. C'est une sensation étrange entre douleur et plaisir. Je ne sais pas comment la décrire. [...] Avant, le sexe était plus intense, avec plus d'endurance. Je remarque maintenant que je me fatigue davantage. Il me faut me reposer. Plus ou moins, je crois que tout ça est normal, et je vois que je suis bien ».

Alvaro expérimente une étrangeté pendant les rapports sexuels, mais il est arrivé à s'adapter à leur diminution et à l'administration hormonale. Il a, de plus, accepté la proposition d'une prothèse testiculaire après avoir ressenti un sentiment de mépris au moment d'être confronté à l'absence des testicules. À propos de son ressenti concernant l'image de son sexe, je lui ai demandé : « Comment est-ce que tu t'es senti au moment où tu t'es vu sans testicules, au moment de te toucher, par exemple à la douche ? ». « J'ai mis beaucoup de temps pour me regarder. Je n'arrivais même pas à me toucher. J'ai mis du temps, mais après... au premier moment, c'était le refus, me voir comme ça, quelque chose là, juste de la peau. Après, je ne revenais pas sur cette image. C'est comme d'autres choses, on ne voit pas les choses qui ne nous intéressent pas ». L'inacceptation de cette image l'a peut-être conduit à accepter la proposition de remplissage de la bourse testiculaire par une prothèse. Cette reconstruction testiculaire a pour lui une fonction esthétique, comme il l'a dit. À propos de son vécu à la mise en place des prothèses testiculaires, Alvaro témoigne cependant du sentiment d'étrangeté qu'il a ressenti car elles ne correspondaient pas à ce qu'il avait imaginé ou gardé dans la mémoire du toucher testiculaire. « Comment as-tu expérimenté la mise en place des prothèses ? ». « Au début, mal. Je les ai acceptées, mais je me disais : elles sont dures. C'était quelque chose d'étrange pour moi. Maintenant, c'est quelque chose d'esthétique et rien d'autre. Je ne ressens pas d'amour pour elles, c'est vrai. Elles ont cette fonction, mais je ne peux pas monter sur un vélo. Le vélo a disparu d'un coup de chez moi après le placement des prothèses ». Alvaro a été informé par son urologue de la possibilité de mettre en place cette prothèse. Elle est un recours de la biomédecine, cohérente avec la représentation qui est la sienne. Alvaro l'a acceptée, mais il est conscient de sa signification. Elle ne lui restitue pas le sentiment d'unité corporelle des axes *forme* et *contenu* par rapport aux testicules, et en ce qui concerne la *valeur,* elle a seulement remplacé le regard en surface de l'image de son sexe pour lui-même et sa compagne dans leurs relations intimes. La prothèse testiculaire n'a pas annihilé son sentiment de castration. La testostérone, en tant que prothèse substantielle, par l'intériorisation de la représentation du savoir médical, maintient peut-être relativement en lui l'idée de l'érection en vue de la jouissance sexuelle, l'orgasme, bien que de son récit se dégage une expérience sexuelle plus élargie. Ces deux prothèses testiculaires favorisent d'une certaine manière chez Alvaro « l'accomplissement du deuil [...] en restaurant symboliquement son identité abîmée »[1] tel que l'a montré

[1] Le Breton D., *Un corps de résistance. Un corps d'Amazone*, (manuscrit inédit).

Le Breton dans la situation de reconstruction mammaire pour les femmes qui ont vécu l'ablation d'un ou des deux seins après avoir été diagnostiquées d'un cancer.

Bibliographie

Ben Jelloun T., *L'Ablation*, Paris, Gallimard, 2014.

Brun D., *Le corps relégué*, Cahiers du Centre Georges Canguilhem, Paris, PUF, 2007.

Canguilhem G. *Le normal et le pathologique*, Paris, PUF, 1966, réimpression 2007.

Canguilhem G., *Escritos sobre la medicina*, Buenos Aires, Amorrortu, 2004.

Le Breton D., *Anthropologie du corps et modernité*, Paris, PUF, 2013 (1990).

Le Breton D., *L'adieu au corps*, Paris, Métailié, 1999.

Le Breton D., *Un corps de résistance. Un corps d'Amazone*. Manuscrit inédit.

Le Breton D., *La chair à vif. De la leçon d'anatomie aux greffes d'organes*, Paris, Métailié, 1993.

Le Breton D., *Des Visages*, Paris, Métailié, 2003.

Le Breton D., *L'interactionnisme symbolique*, Paris, PUF, 2004.

Le Breton D., Rostros. *Ensayo de antropología*, Buenos Aires, Letra Viva, 2010.

Nancy J.-L., *L'intrus*, Paris, Galilée, 2010 (2000).

Laplantine F., *Antropología de la enfermedad*, Buenos Aires, Ediciones del Sol, 1992.

Pankow G., *L'homme et sa psychose*, Paris, Aubier, 1969.

Trilles Calvo K., *El cuerpo vivido. Algunos apuntes de Merleau-Ponty, Thémata, Revista de Filosofía*, 2004.

L'expérience corporelle de femmes transsexuelles à Mexico[1]

Andrés Alvarez

« Il est la figure de l'être qui n'est que la transgression de sa propre limite ».

M. Foucault

Mon objectif dans cet article est d'analyser l'expérience corporelle de femmes transsexuelles à Mexico à l'aide de quelques récits du travail que j'ai réalisé sur le terrain en interviewant ces femmes (les personnes rencontrées sont des pères de famille – avec épouse et enfants - qui ont décidé de faire une transition sexuelle), et de rendre compte de la complexité d'aborder, avec les outils sociologiques et phénoménologiques, cette expérience corporelle. Son utilisation comme catégorie d'analyse permet non seulement d'expliquer le processus par lequel passent les femmes transsexuelles, mais aussi de légitimer conceptuellement non seulement sa pertinence mais aussi son usage en sociologie. Qu'est-ce que l'expérience corporelle ? Que détermine-t-elle ou conditionne dans le *self* ? Quelles sont ses limites ? Qu'est-ce qui modifie l'expérience corporelle ? Les réponses ne sont pas faciles, mais quand nous prenons un groupe spécifique ou un cadre référentiel, il est possible de dégager quelques pistes d'implications théoriques et pratiques. Les recherches des approches sociologiques existent dans un champ encore peu exploré, car après Schütz, Dewey, Merleau-Ponty, Goffman, Berger, Mead, Luckmann, Wittgenstein, Elias et Foucault, il n'y a pas d'autres références significatives en sociologie. Actuellement François Dubet et Joan Scott ont

---

[1] Traduit de l'espagnol par Richard Sancho Andreo.

deux textes qui alimentent le débat, mais ils n'ajoutent pas grand-chose aux premiers.

Le concept

Expérience vient du latin *experientia*, de *experiri*, « faire l'essai de ». Le dictionnaire français actuel le définit comme 1) « le fait d'éprouver (quelque chose) considéré comme un élargissement ou un enrichissement de la connaissance, du savoir, des aptitudes »[1]. Les autres définitions sont : 2) acte ou succession d'actes créant une expérience, 3) l'expérimentation d'un acte, considérée comme un enseignement. A l'intérieur du second groupe se trouvent les définitions scientifiques : 1) le fait de provoquer un phénomène avec l'intention de l'étudier (de le confirmer, de l'invalider ou d'obtenir de nouvelles connaissances), 2) le fait d'essayer quelque chose avec l'intention d'observer ses résultats. La seconde grande définition se trouve dans le dictionnaire *Trésor de la langue française,* dans le chapitre philosophique : l'expérience est « la connaissance obtenue soit par les sens, soit par l'intelligence, soit par les deux et s'opposant à la connaissance innée résultant de la nature de l'esprit »[2].

L'expérience est une catégorie utile non seulement pour comprendre le passé mais aussi le présent, car elle implique le raisonnement ainsi que la réflexion sur le fait social. Il mobilise le sujet pour réaliser des activités, les répéter, les modifier, les refaire. L'expérience est la base de l'action et de sa continuité. L'expérience ne s'impose

---

[1] Le mot est enregistré en 1265 : *experientia :* de *ex-*, et *peritus* « qui a l'expérience de…, habile en… », le verbe simple **periri* n'étant pas attesté (p.-ê. du grec *peirein* « traverser, transpercer », selon Meillet). *Le Grand Robert de la Langue Française*, 2ème édition, t. III, dirigé par Alain Rey, Paris, Dictionnaires Le Robert, 2001, p. 451.

[2] *Trésor de la Langue Française*, Dictionnaire de la langue du XIXe et du XXème siècle, T. VIII, Centre National de la Recherche Scientifique, Paris, 1980, p. 470.

pas de l'extérieur ; elle est un acte *in-corpora* : elle constitue le sujet et fait corps. « Il s'agit d'un mot ''à double détente'' en ce qu'il n'admet aucune division, dans sa première intégrité, entre acte et matière, sujet et objet, et en ce qu'il les intègre au sein d'une totalité non analysée » (Dewey, 2012, p. 40). Le contact avec le monde est notre première expérience, et dans l'acte de connaître et de faire, il s'intègre dans un processus dialectique de l'existence. L'expérience, dit Dewey, est un mot qui désigne la complexité de tout ce qui est spécifiquement humain.

Joan Scott dans son texte *Experience* aborde quelques points intéressants d'analyse : observer l'expérience c'est rendre compte « *how subjects are constituted as different in the first place, about how one's vision is structured [...] a way of exploring how difference is established, how it operates, how and in what ways it constitutes subjects who see and act in the world* » (1992, p. 25). C'est la perception en termes phénoménologiques. Comment se construit l'observation ou la perception de soi ? Comment se détermine-t-elle et se restructure-t-elle par la perception des autres ? Comment se voit un homme quand il commence à se travestir ? Quels symboles projette-t-il ? Dans quelle mesure sa fantaisie et son désir construisent-ils cette image ? L'expérience, dit Scott, est constitutive, ce n'est pas quelque chose que nous pouvons avoir. Dubet, pour sa part, dit que « l'expérience est une activité cognitive, une manière de construire le réel et surtout, de le vérifier, de l'expérimenter. L'expérience construit les phénomènes à partir de la compréhension » (2010, p. 86). Et elle est cognitive parce qu'elle implique la pensée et, surtout, la construction. Sous quelles formes se réalise cette construction ? Bien qu'il n'y ait pas une définition unique, nous devons, dans un premier temps, préciser de quel type d'expérience nous parlons. Ainsi, nous pouvons dire qu'il y a des expériences corporelles, des expériences linguistiques, des expériences sensitives, des expériences émotionnelles, des expériences négatives, etc. Ensuite, nous avons deux pistes : l'expérience est autant constitutive que cognitive et implique la construction de la réalité. Mais au-delà de ce niveau, elle s'insère dans un cadre social : l'expérience, dit Foucault, est « la corrélation, dans la culture, entre domaines de savoir, types de normativité et formes de subjectivité » (1984, p. 10).

Parler de l'expérience, c'est parler de ce que le sujet a vécu et vit dans sa dimension réflexive ; ce vécu fonde une première expérience que Schültz appelle *sédimentation* et elle correspond autant à la biographie qu'aux conditions socio-temporelles dans lesquelles s'inscrit l'individu. Quand on se réfère à l'expérience, on se réfère aux expériences que vit une personne, à des expériences qui sont transmises soit au contact d'une autre personne soit par les générations, et à des expériences qui existent déjà avant de naître au monde. Ces expériences se sédimentent et constituent la biographie de la personne. La biographie détermine « non seulement ma position dans l'espace, le temps et la société, mais également mon expérience du fait que certains des éléments du monde pris pour allant de soi me sont imposés, tandis que d'autres sont ou bien sous mon contrôle, ou à même d'être conduits sous mon contrôle et sont ainsi modifiables » (Schütz, 1998, p. 64).

L'expérience corporelle

Aborder le corps comme une partie de la structure de l'individu nous permet d'expliquer comment le social se cristallise dans le corps, comment les règles morales et valoratives s'instaurent dans les différences du corps. Mais avant cela, il s'agit d'expliquer ce faisceau de logiques sociales et culturelles de la *corporéité* dans lesquelles nous retrouvons « les techniques du corps, l'expression des sentiments, la gestuelle, les règles d'étiquette, les techniques d'entretien, les perceptions sensorielles, les marquages sur la peau ou dans la chair, la conduite corporelle [...] La corporéité est au cœur de ces thématiques » (Le Breton, 2004, p. 46).

Parler de l'expérience corporelle, c'est aussi prendre en compte les caractères historique, social et culturel qui encadrent l'expérience : le corps comme représentation de la modernité, l'expérience dans sa dimension réflexive et la corporéité comme signification dans le corps. Cependant, ce processus n'est pas seulement direct et externe, il est aussi une dialectique qui se diffuse : il y a un phénomène de socialisation qui s'inscrit dans les expériences, mais celles-ci reconstituent et redéfinissent la socialisation. D'où la nécessité de penser le cadre de l'expérience. La première définition que je choisis de l'expérience corporelle est « comme la conscience immédiate et intime que nous avons de notre propre corps » (Marzano, 2007, p. 358). Nous verrons plus loin que cette définition est aussi un point où l'expérience s'inscrit, car elle ne se définit pas seulement entre la conscience, l'intimité et le corps comme dit Marzano, mais elle a d'autres implications sociales.

C'est par le biais d'activités quotidiennes que les expériences corporelles se sédimentent, se développent et s'affirment. *Le quotidien est le temps des expériences* : certaines sont permanentes et traversent toute la vie, d'autres changent, et d'autres ont une durée courte. Certaines de ces expériences sont conscientes et inconscientes, au jour le jour, et peuvent se définir comme des expériences habituelles : prendre un bain, se mettre de la crème, du parfum, se maquiller, etc. Bien qu'elles soient minuscules, elles sont d'une grande importance pour notre recherche, car l'expérience subjective sédimente et modifie la corporalité. Une femme trans à Mexico ne peut sortir sans se maquiller un peu : c'est l'image projetée dont on prend soin. À cet égard, le marché de la consommation a joué un très grand rôle comme par exemple les magasins *Body shop* qui proposent, dans n'importe quelle ville du monde une multitude de produits pour le visage, le maquillage, le corps et le bain, produits par ailleurs différents pour les hommes et les femmes. D'un côté, le marché a accentué cette séparation, mais aussi la diversité des produits pour chaque centimètre du corps. Chaque produit pour une partie du corps, et chaque corps pour tel type de produit. Il semblerait du coup que le sujet est exclu de tout choix : il choisit le corps et le marché de consommation.

Cette sédimentation implique non seulement la raison, mais aussi le cadre émotionnel qui est à la base de l'expérience, mais parler des émotions c'est parler des affects, des souffrances, des sentiments. Il n'y a pas une définition spécifique de l'émotion, mais plutôt des émotions : il en existe une grande variété, et la définition peut varier comme l'écrit Turner (2007, p. 2). Cependant, en observant un groupe spécifique, nous pouvons trouver une émotion qui peut se partager en admettant que sa structure dépend de l'organisme du sujet ainsi que de son histoire personnelle. En observant les femmes trans de Mexico, et plus concrètement, les femmes qui étaient mariées avec des hommes et avaient le rôle de pères, les émotions concernaient non seulement les affects qu'elles éprouvaient, mais aussi celles qu'elles partageaient en famille. Du coup, ces affects sont interrompus par le rejet de ceux qui alimentaient cette émotion. Dans la transition, une des émotions visibles est celle de rencontrer d'autres hommes qui ont fait un *parcours* similaire dans la vie : elles ont changé d'identité sexo-génétique et elles ont réussi une certaine adaptation sociale. Cette émotion est partagée comme le début d'un processus d'apprentissage et de changement : elles apprennent par le partage des émotions avec d'autres femmes trans. Une fois qu'elles ont parlé ou rendu explicite l'affect par d'autres formes symboliques de présentation, l'émotion peut évoluer par la réponse de la famille : il y a un rejet immédiat non seulement de la compagne mais aussi des enfants. Bien qu'explicite, il y a aussi la possibilité d'une recherche de réponse pour expliquer, faire comprendre et accueillir la nouvelle mise en scène.

C'est dans le corps que ces changements ont lieu : ce sont des processus historiques dans lesquels converge la biographie des personnes ainsi que le rapport espace-temps à l'Autre et aux autres, processus symboliques pleins de significations. Dans les techniques du corps, il y a les mouvements, les usages du corps. Avec les personnes transsexuelles, plusieurs techniques du corps se mettent en œuvre : la manière de marcher qui peut définir non seulement la condition féminine mais aussi la féminité ; la manière de s'asseoir qui s'est modifiée par rapport à avant. Ces techniques, *ces modes de faire* sont l'aboutissement d'un apprentissage continu et de savoirs-faire partagés : ce n'est pas facile de marcher avec des chaussures à talons ni de ne plus écarter les jambes en étant assis, comme le font régulièrement les hommes au Mexique. *Devenir une femme,* c'est apprendre à bouger le corps, apprendre à marcher, à s'asseoir. La corporalité chez les femmes transsexuelles implique le passage à un *rite de la féminité* si on se réfère à Goffman (1987, p. 84). Ou, plus exactement, par des rituels, car cela implique d'apprendre des codes de comportements, gestes, postures, qui vont ainsi construire son identification sexuelle-générique en référence aux schémas féminins des modèles dominants.

Un autre processus est la gestuelle : bouger la main, le bras, un coup d'œil, le pied, peut avoir une signification que seuls les habitants d'une région peuvent comprendre et même faire partie d'un groupe minoritaire avec, par exemple, les *saluts.* Il est possible de relever plusieurs gestes chez les femmes trans : le baiser sur la joue comme salut ou au revoir est fait non seulement aux femmes mais il s'est étendu aussi aux hommes, et les interviewées m'ont dit que beaucoup les acceptent. Un autre geste est l'accolade (*el abrazo*) pour se saluer qui fait partie de la culture mexicaine à la différence de la culture européenne occidentale. L'accolade comme forme d'affection envers l'autre, comme construction culturelle du soutien, de l'amitié, de la tendresse, du besoin de contact physique. Les gestes peuvent s'analyser sous plusieurs angles : dans la dimension spatio-temporelle, la dimension interactive et la dimension linguistique (Le Breton, 2004, p. 54).

Les efforts que fait la personne pour s'extérioriser vont des gestes aux expressions car elles présentent le sujet dans sa rencontre avec les autres. Ces expressions se travaillent et il est possible de les exprimer différemment en tant que femmes transsexuelles, soit envers d'autres femmes soit envers les hommes. Elles existent et elles légitiment une étiquette corporelle non seulement dans sa distinction comme personne transsexuelle, mais aussi par les caractéristiques qui les différencient. Ces expressions ou lignes d'action forment ce que Goffman appelle *la face :* « étant la valeur sociale positive qu'une personne revendique effectivement à travers la ligne d'action que les autres supposent qu'elle a adoptée au cours d'un contact particulier. La face est une image de moi déclinée selon certains attributs sociaux approuvés, et néanmoins partageables » (2011, p. 9). Mais il ne s'agit pas uniquement de prendre soin de son image mais d'être en interaction avec soi-même et les autres : assurer la face c'est assurer une ligne de comportement à travers une figuration (*face-work).* Le contrôle et la sécurité organisent la présentation de la personne dans sa relation aux autres. Avec quels éléments réaliser cette figuration ? L'un d'eux est la voix. Elle représente et constitue un symbole non seulement expressif, mais aussi identitaire. Avec son visage, la voix présente la femme transexuelle. C'est la manière de parler et le ton de sa voix qu'elle essaiera de soigner dans la conversation. S'écouter, se faire écouter, modifier sa voix, ses stratégies de figuration. À quel moment commencera-t-elle à parler avec les autres ? Quelles paroles utilisera-t-elle pour s'exprimer ? Comment et sur quel ton elle s'exprimera ? Cela dépendra non seulement de la situation dans laquelle elle se trouve, mais aussi de la nécessité de sauver la face comme la situation elle-même. Comment se passe ce processus dans la conversation quotidienne ? Schütz donne quelques pistes : « Nous faisons tous deux l'expérience du déroulement de la communication dans un présent vivant. Lorsqu'en parlant il articule sa pensée en phrases, le communicateur ne fait pas seulement l'expérience de ce qu'il prononce effectivement […] Pour ma part, moi qui suis le sujet écoutant, je fais également l'expérience de mes actions interprétatives comme ayant lieu au présent […] D'autre part, je fais l'expérience de la parole de l'autre en ses occurrences dans le temps extérieur ; d'autre part, mon interprétation est l'expérience d'une suite de rétentions et d'anticipations qui ont lieu dans mon temps intérieur, en relation étroite avec mon but qui est de comprendre la pensée de l'autre comme une unité » (Schütz, 2008, pp. 116-117).

Certaines femmes trans de Mexico réalisent ces transformations de la voix, mais d'autres non, cela ne les intéresse pas : elles parlent comme des hommes - dire cela est déjà une catégorisation arbitraire -. Je me souviens que, lors d'un entretien, mon interviewée s'étonnait d'avoir des amies trans très grandes et belles avec une voix d'homme :

« Attends, tu ne peux pas faire un petit effort pour améliorer ta voix ? ». Cependant, elles savent que c'est un processus et que toutes n'ont pas le même rythme de l'expérience. La voix comme symbole de présentation peut déterminer une relation sociale : cette même interviewée m'expliqua comment elle vendait dans les transports publics et, en discutant avec ses amies sur le temps qu'elle consacre au travail, elles lui disent « huit heures par jour c'est suffisant pour s'en sortir, pourquoi tu travailles toute la journée ? », elle répond : « Ce n'est pas facile, je leur dis à mes amies qu'elles changent de vêtements, qu'elles s'habillent comme moi et qu'elles aillent vendre, et puis on verra si elles obtiennent les mêmes gains. Quand je monte dans les bus et que je commence à parler, je ressens comment ils me regardent. C'est pour cela que je soigne la voix ».

Le récit de la femme trans est intéressant parce qu'elle se rend compte de l'impact de sa voix sur sa personne et sur ses ventes. On peut ainsi observer comment se structure la relation sociale au travers du ton de la voix. C'est un symbole qui non seulement construit son image, mais aussi son expérience. Si la voix est un symbole de l'identité et est associée à un genre, comment s'est imposé dans l'imaginaire social le fait que la femme a une voix aiguë et l'homme une voix grave ? Comment définir la voix de la femme transsexuelle ? Le conflit commence dès l'audition. Les personnes transsexuelles peuvent passer pour des femmes « normales » - avec les stéréotypes de la beauté -, mais une fois qu'elles parlent, le symbole se modifie et s'identifie, et il construit, à son tour, une nouvelle image. Le stigmate peut arriver seulement parce que la voix ne correspond pas avec son image de genre. La voix met en valeur, comme le visage, le sujet. Il lui donne une personnalité et une estime de soi. Chez les femmes transsexuelles, elle joue un rôle important dans sa figuration : elle montre le changement subjectif de la personne et, comme dit Le Breton, la voix révèle l'intériorité et l'affectivité (2011, p. 60).

Un des signes constituant la face est le visage : avoir les caractéristiques d'une femme et avoir des techniques et des pratiques esthétiques quotidiennes pour construire sa figuration. Maquillage, cheveux longs, boucles d'oreille sont des signes qui construisent le visage d'une femme transsexuelle. L'interaction sociale commence avec le tête-à-tête. C'est à travers le visage que se met en jeu la reconnaissance de l'autre : il demande à être déchiffré et accepté à travers la composition. Il met en relief l'individu par le biais du visuel. Ces valorisations et visualisations se traduisent en estime, affection et attraction pour le visage sans marques, le visage pur, le visage bien entretenu. Mais aussi comme un médiateur ! C'est dans le visage que se cristallise la communication du corps. Le visage est extrêmement important parce qu'il procure non seulement estime et confiance mais aussi parce qu'il donne de soi la présentation : « le visage est un terrain de métamorphoses spectaculaires qui n'engagent pourtant qu'un changement infime de son ordonnance […] les signes du visage mettent l'acteur au monde, mais ils l'excèdent toujours » (Le Breton, 1992, p. 105). Le visage comme différence, comme expression de l'émotion et de la singularité du sujet, mais aussi de l'ambiguïté, exprime son propre langage de communication, exprime sans paroles, montre ce qui se cache dans l'intimité de l'être. « Le visage constitue, du point de vue esthétique, la plus remarquable synthèse entre deux principes formels de la symétrie et de l'individualisation » (Simmel, 1993, p. 144).

La synthèse du visage n'est pas seulement dans la symétrie et l'individualisation, mais aussi dans les représentations et les stéréotypes de la beauté. Chez les femmes transsexuelles la synthèse se réalise sous deux aspects : le visage d'un homme qui rentre en transformation pour se présenter comme femme. Dépilation au laser pour éliminer la croissance du duvet, moustache, barbe et sourcils. Injection de botox. Chirurgies pour modeler le nez, les paupières, les lèvres, le front, le lissage de la peau, l'élimination des rides, etc. Rappelons que le Mexique est dans les cinq premiers pays au monde pour les chirurgies plastiques, dont les chirurgies esthétiques qui sont les plus demandées. Les questions sont : jusqu'où y a-t-il une « revendication » des corps ou une « appropriation des corps » s'il y a des exigences et des stéréotypes tant du marché que de la consommation et l'apparence ? N'y a-t-il pas, comme dit Le Breton, une ambivalence ici : la sur-signification du corps ne vient-elle pas du sens donné par le monde moderne avec la marchandisation ? N'est-ce pas la mondialisation et la consommation qui ont déterminé cette revendication à travers la connaissance, la découverte et la création de besoins corporels ?

Le prénom ou le nouveau prénom fait partie du rite de la féminité. Aux États-Unis c'est un des points les plus importants pour certaines femmes transsexuelles. Au Mexique, elles tentent de sauvegarder leur prénom et elles le féminisent : par exemple Daniel devient Daniela, Carlos Karla, Victor Victoria. Dans certaines des histoires de vie de femmes transsexuelles que j'analyse, le nouveau prénom vient du prénom que leurs pères auraient choisi si elles étaient nées filles. Il y a aussi une relation importante avec la famille : leurs nouveaux prénoms gardent la mémoire ou font honneur à leurs mères, sœurs, tantes, grand-mères ou arrière-grand-mères avec qui elles ont eu une relation affective. Une autre variante est de se prénommer comme une personne qu'elles admirent, un artiste ou une personnalité publique. Certaines changent de prénom mais tentent de garder la première lettre tant du prénom que des noms : si avant c'était Antonio, maintenant c'est Angie. Pourquoi ? Pour économiser des démarches administratives et certains documents dont le Curp (le registre national de la population au Mexique) où il n'y a que les initiales, ou pour créer un prénom avec des combinaisons de goûts, désirs et souvenirs ? Une fois qu'elles ont décidé de changer de prénom, elles laissent derrière elles une autre identité : l'image de l'homme, son prénom, sa voix, et ainsi émerge une autre *face.* Une fois qu'elles ont choisi le prénom vient la mise en scène et la présentation à l'entourage, proche et lointain : la personne peut changer de prénom, mais dans les relations sociales elle reste dans la même catégorie. Certaines femmes transsexuelles sont encore appelées par une partie de leur famille avec leur prénom d'homme. Bien qu'il y ait eu changement d'image, le prénom s'attache à la personne comme une marque et il continue à être utilisé, car une personne qui est nommée, connue et appelée depuis 35 ou 40 ans avec un prénom ne peut pas changer de manière automatique dans la perception des autres. C'est l'intersubjectivité qui est en jeu. Par ailleurs, les femmes transsexuelles ne veulent pas se rappeler ou ramener au présent leur prénom antérieur. Pourquoi ? Est-ce que le nouveau prénom ou le fait d'être appelé de telle manière modifie la subjectivité et la perception de soi ? Jusqu'où un prénom peut parler d'une nouvelle personne ou la transformer ? Certaines ne veulent pas revenir au prénom d'homme car cela implique non seulement la subjectivité, mais aussi la présentation de soi dans un corps, une identité et un genre avec lesquels elles ne se reconnaissent pas ou plus. Ou, pour le dire comme E. Goffman, il y a une stratégie d'*évitement dans la figuration de ce qu'elles furent, car leur face a été modifiée.* En prononçant le prénom antérieur, les expériences négatives peuvent refaire surface. D'autres femmes transsexuelles - qui souvent sont jeunes ou ont fait leur transition en étant adolescentes – disent ouvertement leurs prénoms masculins.

Parler de l'expérience corporelle, c'est parler des sensations, de ce qui est ressenti, de ce qui se perçoit par les canaux sensitifs. Mais ce processus n'est pas immédiat ou direct, il s'inscrit dans le corps et dans cette inscription il prend de la signification. Quand quelqu'un nous dit : regarde cette chaise, nous regardons la chaise ; nous ne cherchons pas une table ou un balai. Quand quelqu'un goûte un citron et se demande quel en est le goût, les réponses peuvent être : il est aigre ou acide. Quand nous mettons un glaçon sur la peau, nous pouvons dire que nous sentons quelque chose de froid ou que cela brûle. Il y a une construction sociale du sens que nous donnons à ces sensations corporelles qui s'objectivisent avec le langage, ainsi qu'avec les typologies ou les métaphores du langage. Ces sensations, bien qu'elles se mettent en place comme un prisme de la personne, ont une restructuration sociale : le langage comme forme de connaissance socialement partagée. L'expérience corporelle est construite par les sensations, mais elle n'est pas la seule.

Ces expériences ou modes de représentation sont aussi historiques : la manière de désigner et de distinguer une sensation s'inscrit dans un espace-temps-symbole. Il y a une accumulation de connaissances dans des sociétés différentes pour désigner les formes de sensation. L'expérience n'est pas non plus une qualité extérieure, objective et séparée de son sujet, elle le constitue en tant que sujet et elle se construit de manière dialectique : c'est dans le monde et à travers celui-ci qu'il se connaît et renaît, pour utiliser une expression de Merleau-Ponty (1999, p. 227).

Se rapprocher de la corporalité tant aux niveaux pratique que subjectif signifie nous rapprocher de la perception sensorielle par laquelle passent les femmes transsexuelles à Mexico : c'est dans le corps et plus précisément par les sens que se mettra en place le sentir ; il fera le lien et obligera le sujet non seulement à ressentir les changements et les sensations qu'il n'avait jamais ressentis, mais aussi à les intérioriser comme partie déjà de sa féminité. Ces perceptions sensorielles sont diverses dans les transitions trans : avoir une peau plus sensible au moindre toucher, une plus grande sensibilité aux sons, perte ou diminution des érections ou de la libido une fois le processus hormonal déclenché, diminution des forces dans les muscles. Ces perceptions sensorielles sont les réponses organiques au traitement médical une fois celui-ci engagé. Une de mes interviewées me confia qu'une fois le traitement médical initié, elle avait eu des éruptions cutanées, une autre avait des malaises dès le matin quand elle se levait ou après avoir pris un comprimé l'après-midi. Ces changements font partie du rite de passage ou de féminité auquel sont confrontées certaines femmes. Et qu'elles assument *comme faisant partie de..., comme un effort pour... comme un passage pour... comme le processus de...*, des changements qu'elles ne connaissent pas, qu'elles veulent et qu'elles affrontent. Ce n'est pas facile parce qu'elles doivent trouver les informations immédiatement sur internet – si elles ont accès à des réseaux sociaux comme YouTube et Facebook[1].

[1] Depuis que j'ai commencé mon projet de doctorat, je suis sur les réseaux sociaux 20 femmes transsexuelles du Mexique. Certaines d'entre elles sont engagées activement dans des activités politiques et académiques : Karl Yvon dirige chaque année *La semaine culturelle Trans ;* Gilda et *Los Piratas del genero* avec la ENAH réalisent un *Colloque Annuel sur la Transsexualité ;* Diana Barrios et Gloria Virginia Danvenport participent à des conférences, des manifestations et tiennent des permanences pour des démarches juridiques et administratives à Prodiana A.C ; Roshell Terranova avec ses performances au *Club Roshell* et sa participation à des conférences et des événements publics ; Victoria Volkova participe à des émissions TV et diffuse ses vidéos sur Youtube ; Miranda Salman dans le programme *El Toloache ;* Silvia Susana Jacome Garcia de Veracruz avec ses conférences et ses ateliers et

Elles s'échangent des conseils et recommandations d'amies trans qui ont passé le processus ou le commence : cliniques spécialisées où se rendre, informations partagées sur des marches, des événements sociaux, et académiques, lectures et livres sur le thème ; et tout ce dont elles ont entendu parler ou qu'elles ont compris. C'est dans cet apprentissage que se sédimente leur expérience corporelle. Parler de l'expérience corporelle trans c'est parler du statut et de la position du sujet : cela a des implications non seulement dans sa dimension sexo-générique, mais aussi dans la position de l'individu dans le système social. Car la conception de soi-même et de l'autre change par ces nouvelles formes de perception… Cependant, le changement de perception et le positionnement du statut ne sont ni simples ni volontaires, il y a une forme de performance chez l'individu qui dialogue, communique et se bat à l'intérieur du système social. Changer de statut c'est changer de symboles – tant d'estime de soi que de statut - (Goffman, 1951, p. 295). C'est changer de position et de catégorie de personnes dans la société et adopter des symboles d'estime de soi pour entrer dans une communauté morale : se concevoir soi-même et vivre comme si on en faisait réellement partie. Les symboles sont extrêmement importants parce que non seulement ils apprécient un individu mais aussi parce qu'ils le caractérisent.

C'est à travers ces symboles que le sujet construit son image. Ils lui donnent une place dans le monde et ils adhérent à la personne : elle se reconnaît et se transforme. Pourtant l'image s'est mise en place depuis l'enfance : ce que la personne doit revêtir, la couleur, les vêtements, la posture, la projection et l'exposition de soi. Cependant,

---

Melissa Boijseauneau de Oaxaca. Il est facile de relever, par les photos et les messages qu'elles publient sur la toile, que beaucoup d'entre elles se retrouvent, échangent et ont des activités communes. Mais il est clair aussi qu'elles ont des opinions politiques différentes.

elle sera différente pour chaque femme transsexuelle : car « l'image du corps est la synthèse vivante de nos expériences émotionnelles [...] Elle peut être considérée comme l'incarnation symbolique inconsciente du sujet désirant » (Dolto, 1984, p. 22). Chaque femme transsexuelle construit son image avec les ressources qu'elle a à portée de main : faire du corps un objet de désir et des vêtements un artefact de séduction. Dans la précarité ou l'abondance, l'imagination pour développer les ressources ne tarit pas malgré les conditions économiques de certaines femmes transsexuelles. Cette image est aussi créée collectivement : dans la communication et l'interaction avec d'autres femmes transsexuelles, hommes trans, personnes inter-sexes, bisexuels, homosexuels, lesbiennes, hétérosexuels.

La liminalité

Expliquer l'expérience permet de situer cette sédimentation dans laquelle le sujet se trouve et d'expliquer l'expérience de sa *transition.* Même si on peut la comprendre comme un processus, il y a des moments décisifs, et en les recherchant, nous voyons comment ils modifient la corporalité : dans le groupe des femmes transsexuelles que j'ai interviewées, d'abord elles sont passées par une étape de travestisme qui a été croissante en symboles ainsi que dans la nouvelle présentation de leur vie quotidienne. La transition devient conflictuelle non par sa nature mais par le contact avec l'autre, ainsi qu'avec la valorisation qui celle-ci engage. L'expérience peut être qualifiée comme *liminale* en référence à un concept de l'anthropologie : le sujet est dans deux systèmes valoratifs, deux systèmes normatifs, deux systèmes catégoriels, deux systèmes de représentation du genre. Il prend de chacun, les maintient à distance, les transforme : le corps constitue et reconstitue une nouvelle personne à travers sa personnalité. Rappelons que le mot *personne* vient du masque au théâtre. En passant par un état liminal, ce n'est pas seulement le masque qui est en jeu ou qui se perd ou qui se reconfigure, mais tout un schéma perceptif, structurel et symbolique. Avant de parler de *personne liminale* comme le fait Turner (1972, p. 95), je préfère parler d'*expérience liminale* car, ainsi, s'articulent plusieurs tensions chez le sujet. L'expérience liminale n'est pas seulement un attribut ou un caractère ambigu et indéterminé, mais bien un choc à l'intérieur de la culture des systèmes de reconnaissance. Rappelons Goffman quand il dit qu'un stigmate ne se crée pas par l'attribut mais par la relation sociale qui s'est construite autour de celui-ci. L'expérience liminale intègre la subjectivité comme la relation avec l'autre. Elle installe une situation concrète comme résultante du contexte social.

Cette expérience liminale a un poids très important dans la relation à l'autre, car si nous pouvons dire que les personnes transsexuelles échappent à toute forme de classification, c'est justement là que commence une nouvelle catégorisation ou nomination : les distinctions que mentionnent les femmes transsexuelles que j'ai interviewées quand je leur demande : « quand tu vas dans la rue ou en transport en commun, ou que tu es en ville, comment te nomment les inconnus ou que t'arrive-t-il d'entendre ? ». La trans est le gay, l'homosexuel, le travesti, la *vestida*, la *jota*. Ces distinctions assignent arbitrairement et selon le capital autant linguistique que culturel de celui qui les énonce. On voit clairement à quel point il y a une méconnaissance de l'autre, mais une typologie immédiate, non pas de l'image mais plutôt de la relation sociale qui s'est nouée avec d'autres minorités : ne sachant comment nommer – résultant aussi tant de la socialisation car comment s'est développée la connaissance sociale pour identifier et nommer un *trans ?* Est-ce que cela fait partie de l'imaginaire social que quiconque puisse dire, *c'est un trans* et, d'autre part, d'une culture discriminante ?

Cette catégorisation est importante parce que non seulement elle situera l'individu dans un schéma d'appréciation et d'estime, mais aussi dans un nouveau statut dans le schéma social. La dénomination est non seulement une distinction, mais aussi une valorisation qui se répercutera dans l'interaction. Chaque usage du langage porte le poids du social et, par là, un poids moral. Ou, pour le dire avec Wittgenstein, le jeu du langage est entremêlé par des actions. Mais cette distinction est celle des autres. Comment se définir ou se percevoir comme femme transsexuelle ? La réponse n'est pas facile, non pas parce qu'il est difficile de se nommer, mais plus par la diversité de réponses existantes. Certaines disent sans détours qu'elles sont *trans, femme, fille trans, femme trans, un être humain, une femme avec un pénis, je suis moi, je suis « (prénom de la personne) ».* Ces définitions sont importantes parce qu'elles peuvent définir ou exiger de la part de la personne trans un traitement différent, et aussi un traitement différent de qui les entourent et les côtoient.

Nous voyons alors comment l'expérience liminale devient plus complexe par le fait de la distinction ou la dénomination de la reconnaissance non seulement de la personne mais aussi de son statut social et politique. Par cela, je veux dire que se définir d'une certaine façon, c'est assumer une position politique car dans le discours se reflète une posture de pouvoir, comme une stratégie de reconnaissance, du lieu occupé et du non occupé, de l'assignation individuelle et des autres dans la vie quotidienne. C'est une question politique parce qu'elle implique une posture tant individuelle que collective. Individuelle car elle expose le sujet au travers du corps et de sa représentation au schéma de perception des autres ; collective parce que le sujet peut être situé à l'intérieur des inégalités de genre dans le schéma social. Mais nous trouvons ici également une réponse : cette question politique fait penser autant à la reconnaissance de leur *agence* comme femmes transsexuelles tant dans leur corporalité que dans leur *solidarité,* comme l'écrit Connell (2009, p. 109), face aux politiques de genre. Une expérience collective qui, dans sa lutte et son expression, ne légitime pas encore le système institutionnel : « la distribution du pouvoir, la hiérarchisation des individus, la définition de leur place, la valorisation qui s'attache à eux, à leur comportement, etc., vont donc se faire soit à partir du phénomène de la cour, soit à partir de l'organisation de la bureaucratie » (Foucault, 2014, p. 278). Cependant, le combat des personnes transsexuelles – de fait un grand pas en avant – n'est pas mené seulement pour être acceptées comme citoyennes, mais surtout pour que quiconque puisse changer de prénom et d'identité à Mexico, et plus globalement dans tout le pays. Le système politique et juridique n'a pas octroyé la liberté que les personnes transsexuelles réclamaient : il faut choisir entre être homme ou femme. Il n'y a pas la possibilité d'un genre *neutre* ou *trans* ou *inter* comme le réclamait la communauté LGBTTTIQ avant le vote de la loi de novembre 2014 ; l'enfance trans n'est pas non plus prise en compte dans la loi. Le changement d'identité de genre se réalise uniquement sous les règlements des catégories hétéro normées.

Une autre caractéristique de l'expérience liminale est le fait qu'elle n'est pas inscrite dans un temps donné, c'est-à-dire qu'elle n'est pas une étape qui peut se réduire à l'histoire de vie de la femme trans ou qui peut définir un exemple : dans leurs récits personnels, elles parlent de leurs questionnements sur l'enfance, les problèmes familiaux, les abus sexuels, la violence et le rejet, et surtout la question qui modifie l'existence. Qui suis-je ? Qui est celui/celle qui se reflète dans le miroir ? Suis-je garçon ou fille ? Rappelons Schütz qui dit que les expériences peuvent ne pas être cohérentes et compatibles entre elles-mêmes : tant qu'elles sont acceptées, elles constituent la sédimentation, mais elles se modifient quand le doute existe, le questionnement, la question, mais cette « incohérence ou incompatibilité de l'expérience est découverte » (1998, p. 61). Cependant, Schütz dit que tout n'est pas au niveau du doute, du questionnement, car il peut y avoir de nouvelles expériences dont le sujet n'avait pas de cadre de référence, ces expériences étant des expériences du monde dans lequel il habite, et c'est là que le doute est possible.

L'enfance des femmes transsexuelles est extrêmement intéressante à analyser car nous trouvons les débuts de leur socialisation primaire. Cette socialisation déterminera sa présentation et elle deviendra membre de la société, disent Berger et Luckmann. De plus, elle passe par une socialisation secondaire où l'individu s'intègre dans une structure sociale. Norbert Elias dirait que, dans cette socialisation, il y a une expérience linguistique qui la structure, car avant de se socialiser, le sujet apprend à symboliser avec le langage. Mais il n'y a pas seulement ces expériences linguistiques mais aussi des expériences émotives et significatives : en identifiant les autres signifiants, il s'identifie à lui-même et acquiert une identité subjective (Berger et Luckmann, 1984, p. 152). Comment s'intériorise et s'organise l'expérience du *self-identity* chez les femmes transsexuelles ? Quels sont les autres signifiants qui déterminent l'identification pendant l'enfance des femmes transsexuelles ? Comment s'organise ce processus de socialisation ? Se sont-elles identifiées uniquement à l'autre sexe ? Il y a un conflit intéressant à explorer : la liminalité n'est pas seulement une étape de la vie, mais elle est présente depuis l'enfance chez les femmes transsexuelles.

C'est là précisément que l'expérience devient dialectique, non seulement avec le corps mais aussi avec ses symboles. Bien qu'il y ait eu une machinerie symbolique masculine qui a exercé un contrôle à travers diverses institutions comme la famille, la division sociale du travail et la sexualité. *Trans* est un préfixe latin qui indique *de l'autre côté* ou *à travers de.* De l'autre côté de quoi, du genre du sexe, de l'identité ? La signification est importante parce que ce *de l'autre côté* cache un verbe, *passer, transiter, aller, se mouvoir,* que les personnes transsexuelles revendiquent. Le préfixe cache une position et une action. Définir la transsexualité comme un passage à l'autre côté du sexe, c'est réduire de manière simple la sexualité au sexe et à un changement d'organe sexuel. Définir le transgenre comme quelqu'un qui est passé de l'autre côté du genre, c'est réduire la personne à un changement identitaire, comme si cela définissait tout.

Nous verrons alors comment l'expérience trans dans laquelle s'engagent certaines personnes rend encore plus complexe tant la définition que l'expérience sociale dans laquelle elles s'inscrivent, que ce *de l'autre côté* implique une dialectique d'une expérience singulière. « Devant la pensée, étant un objet, le corps n'est pas ambigu ; il ne le devient que dans l'expérience que nous en avons, éminemment dans l'expérience sexuelle, et par le fait de la sexualité. Traiter la sexualité comme dialectique, ce n'est pas la ramener à un processus de connaissance ni ramener l'histoire d'un homme à l'histoire de sa conscience. La dialectique n'est pas une relation entre des pensées contradictoires et inséparables : « **c'est la tension d'une existence vers une autre existence qui la nie et sans**

laquelle pourtant elle ne se soutient pas » (Merleau-Ponty, 1999, p. 195) [le surlignage est de l'auteur].

Penser dialectiquement, c'est penser dans un dialogue dans lequel non seulement convergent deux pôles ou systèmes structurés, la masculinité et la féminité, mais c'est aussi penser le dialogue entre les deux pôles et leur communication dans la représentation trans. Ce n'est pas un processus de négation ou de contradiction dans lequel elles se trouvent, mais plutôt une structuration permanente au travers des symboles. C'est le sujet qui dialectise son expérience : il est homme, il veut être femme et il redéfinit ce qui est trans, en *resignifiant* chacun. La corporalité joue ici un rôle central dans la définition, car dans cette dialectique il y a une liberté et un contrôle du corps. On recherche à être ce qui, selon les standards de la féminité, doit être une femme, mais en contrôlant la gestuelle, les expressions et les postures. Mais avant le contrôle il y a un apprentissage : l'homme marié doit apprendre à marcher avec des talons, à se maquiller devant un miroir, à choisir ses vêtements, à moduler sa voix, à prendre soin de ses cheveux, à contrôler ses mouvements. C'est un apprentissage qui ressort des entretiens : commencer à choisir des chaussures et à marcher avec, acheter du maquillage où il sera accessible et pas cher – du moins pour mes interviewées – porter un certain style de vêtements ou d'accessoires qui puissent couvrir ou occulter les parties génitales, faire des exercices vocaux ou faire partie de groupes de chant pour contrôler la voix, se laisser pousser les cheveux comme symbole de féminité et les teindre si possible. Nous voyons comment changent les formes du *embodiment,* selon Connell (2009, p. 108).

Si les femmes trans ont la liberté de choisir le genre, elles le réalisent de façon dramatique dans l'expérience : elles contrôlent le corps, en passant par les rituels – qui ne sont pas exclusifs – elles modifient l'image à travers la figuration ; et puis vient un second contrôle dans la cohabitation, dans l'interaction ou dans la relation sociale à laquelle elles se confrontent avec les autres. Cet autre générique peut être le social : schémas de perception, systèmes de valeurs, de puritanisme et de moral. Et, de plus, elles passent par des systèmes de contrôle institutionnel : hôpitaux, cliniques, administrations, lois, famille. La résistance à ce que doit être un homme, sa virilité et sa masculinité. La confrontation à se définir comme femme avec certaines caractéristiques masculines. Il est intéressant de voir qu'il y a là un processus dialectique qui émerge entre l'individu et la société. C'est, d'une part, une façon de faire corps et de faire genre : « en faisant du genre ce n'est pas juste, pour les sujets transformés corporellement, une façon de s'extérioriser, à fleur de peau, à la perception des autres. La transformation corporelle manifeste clairement un ensemble de stratégies [...] Alors le genre se comprendra comme un style corporel, par exemple, un "acte" qui serait à la fois intentionnel et performant » (Butler, 1998, p. 300). Pour cette raison, nous sommes amenés à penser non seulement le genre mais les conditions historiques et culturelles dans lesquelles il s'est développé comme les implications de sens : si le genre se fait à travers le corps, quel genre se construit ? Celui qui est inséré dans le système hétéro-normatif ou patriarcal ? Si nous adhérons à ces stratégies, de quel corps parlons-nous ? De celui du marché de la consommation ? Les femmes transsexuelles mettent en exergue que le doute du *self* est toujours présent : être femme ou homme n'est pas un destin en soi, ce sont des distinctions qui se construisent. Pour arriver à être l'un ou l'autre, il faut une expérience sociale : *le sens de la place de chacun :* l'apprentissage des postures, le rôle à jouer ; *un contrôle de la corporalité* : les gestes, le comportement, la voix, la démarche, la forme du corps ;

un conflit relationnel : avec la famille, l'épouse, les enfants, les amis ; *un désir inconscient :* la symbolisation du corps et la fantaisie de l'autre ; *une différence catégorique et politique* : Féminin ? Masculin ? Trans ? *Une dialectique évaluative :* la féminité et la masculinité comme deux systèmes normatifs d'où émerge le trans. Ces formes ou changements aident à définir l'*identité* comme concept aussi problématique que nécessaire (Gimenez, 2002, p. 35), car il rend compte de ma nouvelle définition de catégorie générique : ne pas se définir comme homme ou femme mais comme trans. Même s'il adopte ses représentations, il définit d'autres possibilités symboliques. Mais, ce que selon moi, elles remettent surtout en question, c'est la nouvelle catégorie de personnes et la construction culturelle de ce que signifie être un homme ou une femme de nos jours. Pouvons-nous déterminer l'identité d'une personne quand le processus tant de symbolisation que de subjectivité est différent pour chacune d'entre elles ? Pouvons-nous parler d'identité trans quand l'imaginaire social ne sait pas comment les classer ? Pouvons-nous parler d'identité quand justement on ne définit pas une limite ou une frontière à un groupe ? Il me semble qu'il y a d'autres implications : avant l'identification c'est la non-identification à des schémas culturels ; avant l'identité de genre il y a une déconstruction symbolique ; et le plus important : avant de définir une frontière ou une limite, on vit dans cette limite, dans cette frontière, dans cette expérience liminale à la croisée entre l'intérieur et l'extérieur, dans sa dialectique.

Bibliographie

Berger P., Luckmann T., *The social construction of reality*, Great Britain, Penguin, 1984, p. 249.

Butler J., « Actos performativos y constitución de género : un ensayo sobre fenomenología y teoría feminista », in *Debate Feminista*, Año 9, vol. 18, Octubre 1998, pp. 296-314.

Connell R., « "Doing Gender"in transexual and political retrospect » in *Gender & Society*, vol. 23, n°1, February 2009, pp. 104-111.

Dewey J., *Expérience et nature*, France, Gallimard, 2012, p. 478.

Dolto F., *L'image inconsciente du corps*, Paris, Seuil, 1984, pp. 7-61.

Dubet F., *Sociología de la experiencia*, España, Editorial Complutense/Centro de Investigaciones Sociológicas, 2010, p. 248.

Elías N., *Teoría del símbolo*, España, Península, 1994, pp. 217.

Elías N., *Sobre el tiempo*, España, FCE, 1989, p. 217.

Foucault M., *Histoire de la sexualité. L'usage des plaisirs*, France, Gallimard, 1984, p. 285.

Foucault M., *L'ordre du discours*, France, Gallimard, 2012, p. 84.

Foucault M., *Préface à la transgression*, France, Lignes, 2012, p. 92.

Foucault M., *Subjectivité et vérité*, France, EHESS/Gallimard/Seuil, 2014, pp. 273-296.

Giddens A., *La constitución de la sociedad : bases para la teoría de la estructuración*, Buenos Aires, Amorrortu, 2011, pp. 7-141.

Giménez G., « Paradigmas de identidad » in *Sociología de la identidad*, Aquiles Chihu Amparán coordinador, México, UAM-I/Porrúa, 2002, pp. 35-62.

Goffman E., *Gender advertisements*, U.S.A., Harper Torchbooks, 1987, p. 84.

Goffman E., *Estigma. La identidad deteriorada*, Argentina, Amorrortu, 2006, p. 172.

Goffman E., *Les rites d'interaction*, France, Minuit, 2012, pp. 7-42.

Le Breton D., *La sociologie du corps*, France, PUF, 2004, p. 127.

Le Breton D., *Des visages*, France, Métailié, 1992, p. 327.

Le Breton D., *Éclats de voix. Une anthropologie des voix*. France, Métailié, 2011, p. 281.

Le Grand Robert de la Langue Française, segunda edición, T. III, dirigé par Alain Rey, París, Dictionnaires Le Robert, 2001, pp. 451-454.

Merleau-Ponty M., *Phénoménologie de la perception*, France, Gallimard, 1999, p. 531.

Schütz A., *Éléments de sociologie phénoménologique*, France, L´Harmattan, 1998, p. 156.

Schütz A., *Le chercheur et le quotidien*, France, Klincksieck, 2008, pp. 103-192.

Schütz A., *Collected Papers I. The problem of social reality*, The Netherlands, Martinus Nijhoff, 1982, p. 361.

Schütz A., *Collected Papers II. Studies in social theory*, The Netherlands, Martinus Nijhoff, 1976, p. 300.

Scott J., « Experience » in Butler and Scott (Eds.), *Feminists Theorize the Political*, London, 1992, pp. 22-40.

Simmel G., *La tragédie de la culture*, France, Rivages, 1993, pp. 139-146.

Trésor de la Langue Française, Dictionnaire de la langue du XIXe et du XXe siècle, T. VIII, Centre National de la Recherche Scientifique, Paris, 1980.

Turner J.- H., *Human emotion. A sociological theory*, New York, Routledge, 2007, p. 232.

Turner W.-V., *The ritual process. Structure and anti-structure*, Chicago, Aldine, 1972. p. 213.

Wittgenstein L., *L´intérieur et l´extérieur*, Mauvezin, Trans-Europ-Repress, 2000, pp. 129.

Voyage en corps inconnu

Hélène Jeannin

Introduction

Qu'ils soient reliés, greffés, implantés ou ingérés dans un corps vivant, les objets technologiques entrant en relation avec le corps font partie des bouleversements qui marquent de façon inéluctable et sans doute irréversible notre époque, notre rapport à la technique et à la nature, notre conception du corps et ce qui fait le propre de l'humain. Les smartphones, les montres connectées et autres *devices* constituent nos totems et nos « mythologies » (Barthes, 1957) d'aujourd'hui. Leur promiscuité grandissante avec le corps - tandis que le corps, inversement, gagne ainsi en étendue - amène à s'interroger sur les significations qu'elle implique.

Car force est de constater cette intrication croissante du corps et de la technologie : artefacts, objets du quotidien, dispositifs de toutes sortes entretiennent avec le corps une fréquentation grandissante. Capteurs à tout faire, mobile collé à l'oreille ou comme greffé au bout des doigts, application de navigation dictant la « meilleure » trajectoire pour arriver à sa destination, accès à l'information et échange avec autrui via nos portables ou nos tablettes. Autant d'usages, aujourd'hui banalisés, qui conduisent en retour à une modification de nos comportements : on regarde l'écran plutôt que la route, on délègue des fonctions de mémorisation, de choix, de décision et d'action à la machine ; la numérisation des données installe les médias à même notre corps (Jeannin, 2020). Aujourd'hui, la technologie nous colle à la peau, elle est en train de devenir une composante de notre corps (Jeannin, 2022a).

Plusieurs distinctions se font jour dans les techniques contemporaines occidentales, qui se sont institutionnalisées via des structures normatives militaires, politiques, médicales. On parle désormais de médecine réparatrice, reconstructive ou régénérative. La réparation induit l'utilisation de matériaux biologiques présents chez le patient ; la reconstruction implique l'édification avec des matériaux extérieurs ; la régénération implique la maîtrise d'une médecine faisant appel à certains protocoles techniques, l'utilisation de cellules souches…

Bien du chemin a été parcouru depuis le rapport « La convergence NBIC - Nanotechnologies, Biotechnologies, Informatics, Cognitive sciences - pour l'amélioration des performances humaines » commandité aux États-Unis par la National Science Foundation (NSF) et le Department of Commerce (DOC) et rendu public en 2002 (Roco, Bainbridge, Tonn & Whitesides, 2013). Ce titre évocateur annonçait l'émergence de l'homme nouveau, nouvelle figure du surhomme. Il a popularisé la notion d'homme augmenté, ou d'augmentation du corps (*body enhancement*). S'est profilée une révolution du corps indissociable de celle de la société : agir sur l'un devait conduire à la transformation de la seconde. Ce rapport ouvrait la voie au transhumanisme, idéologie de fusion du vivant et de la machine présentée comme progressiste. Elle stipule que la convergence de ces quatre disciplines NBIC permettra à l'humanité de basculer vers des individus capables de s'affranchir de leurs limites physiologiques et psychiques, jusqu'au moment (désigné comme *Singularité*) où l'esprit humain sera dépassé par l'intelligence artificielle et atteindra le post-humain.

L'homme augmenté, considéré par les transhumanistes comme un état de transition vers le post-humain, est souvent présenté dans ses deux versants : l'homme bionique ou le cyborg. L'homme bionique fait référence à une science multidisciplinaire qui étudie les systèmes naturels, les principes et/ou les propriétés et leurs mécanismes, visant à les appliquer pour créer de nouveaux produits ou résoudre des problèmes techniques existants dans des produits déjà conçus. Le cyborg désigne plutôt une création mi-humaine, mi-artificielle et renvoie à la cybernétique, aux univers de l'intelligence artificielle et du numérique. Les deux représentations coexistent, à côté d'autres catégories telles que clones, avatars, bio-mutants, self-hybrides, etc… représentatives ou non d'une forme de monstruosité humaine.

Le cyborg désignait en 1960, lorsque le terme a été forgé[1], un homme augmenté technologiquement afin de survivre aux conditions extrêmes d'un voyage spatial. L'essor du nouvel âge spatial, le *NewSpace*, celui de l'entreprise spatiale privée qui pourrait naître grâce à l'action d'« astropreneurs »[2] s'inscrit dans cette lignée.

---

[1] Le terme cyborg est la contraction de « cybernetic organism » ; il a été utilisé pour la première fois en 1960 par Manfred Clynes et Nathan S. Kline dans leur article *Cyborgs in Space* pour désigner des organismes dotés de composants technologiques qui leur permettent de survivre dans des environnements hostiles (comme par exemple l'espace) (Clynes & Kline, Septembre 1960) ; le premier cyborg était une souris dotée par ces deux chercheurs d'une pompe osmotique qui permet l'injection de substances biochimiques actives régulant son organisme sans que celui-ci ait à fournir d'efforts.

[2] Tous issus du secteur des nouvelles technologies, marqués par les premiers pas de l'homme sur la Lune en 1969 et ayant cru à l'idée, commune à l'époque, qu'ils « voleraient dans l'espace », eux aussi. On citera : Paul Allen, mécène du *SpaceShipOne* de ScaledComposites, Jeff Bezos, qui a lancé la société Blue Origin, pour le développement d'un vaisseau suborbital, Elon Musk, fondateur de SpaceX, John Carmack, propriétaire de Armadillo Aerospace, Peter Diamandis, co-fondateur en 1987 de la *International Space University* (ISU) localisée à Illkirch-Graffenstaden près de Strasbourg, et en 1998 de *SpaceAdventures* qui commercialise des vols russes à destination de la Station spatiale internationale (ISS).

Dans un premier temps, nous proposons de retracer un panorama de ces objets ou ces dispositifs technologiques entretenant une fréquentation avec le corps et interagissant avec lui, des lisières du corps jusqu'à son incorporation. Ils constituent ainsi les différentes strates du corps (Jeannin, 2018). Du marché des *wearables*, appareils miniaturisés, postés en permanence, ou presque, sur soi, aux technologies enfouies dans le corps, tend à se réaliser une espèce de symbiose entre l'homme et l'informatique, la technique (Brangier, Dufresne, & Hammes-Adelé, 2009) :

« Que ce soit à l'extérieur (les exosquelettes), à la surface de la peau ou à l'intérieur de l'organisme, tous les moyens sont envisagés et utilisés pour « augmenter » les capacités du corps et du psychisme. Greffes, prothèses, appareillages, implants constituent l'ensemble de ces techniques d'*enhancement,* qui préparent déjà la venue du post-humain » (Godin, 2013).

Nous examinerons ce qu'ils font au corps, ce corps contemporain de plus en plus technologisé, voire, colonisé par la technologie. Puis nous étudierons les enjeux sociaux et éthiques dans une perspective critique.

Les différentes strates du corps

Dans *Me++ : The Cyborg Self and the Networked City* (2003), William J. Mitchell[1] propose une liste des couches successives qui composent ce qu'il considère comme étant un corps déjà cyborg, toujours connecté avec son environnement, ses outils et la ville dans laquelle il se trouve (Mitchell, 2003, p. 10). Nous nous sommes

[1] William J. Mitchell (1944-2010) était un architecte ayant enseigné à la MIT School of Architecture and Planning avant de fonder le programme Smart Cities au MIT Media Lab. Il a notamment participé au grand projet d'expansion du campus du MIT, puis à de nombreux projets urbains au Media Labs tels que le développement de voitures et de scooters électriques.

inspirées de Mitchell, en dégageant (mais dans le sens inverse) les couches successives d'objets technologiques dont notre corps est entouré et/ou traversé - afin de décortiquer une à une toutes les façons dont un corps peut être façonné et mis en relation avec les technologies qui peuvent aujourd'hui se greffer sur lui. Le critère retenu ici est purement physique.

Les *wearable technologies* et outils de télécommunication sont du domaine du « presque » incorporé ; les *prothèses et exosquelettes* sont posés et/ou connectés avec le corps humain ; les *implants* sont incorporés dans la chair de leurs porteurs, et enfin les *nanotechnologies* pénètrent jusqu'au cœur même de nos cellules.

Les wearable technologies

Nos appareils électroniques atteignent aujourd'hui un niveau de sophistication et de connectivité tel qu'on peut les considérer comme faisant de plus en plus partie intégrante du corps. La liste de ces objets connectés liés au corps et constitutifs de l'IOT (*Internet of Things* - Internet des Objets) s'allonge, englobant pêle-mêle lunettes, pèse-personnes, bracelets, vêtements, brosses à dents, fourchettes... Ils entraînent de nouveaux usages dont les systèmes d'automesure numériques, cette tendance à enregistrer les données de son propre corps (poids, tension artérielle, fréquence cardiaque, etc.), laquelle s'appuie sur des théories psychologiques de la motivation et de changement de comportement développées dans le domaine de l'Interaction Humain-Machine (*Human-Computer Interaction* – HCI) (Zouinar, 2019).

L'objet en dit long sur une société, il en est un marqueur temporel et culturel. À titre d'exemple, les lunettes sont progressivement passées du statut d'objet radicalement extérieur (loupe) à un dispositif tenu (clouants), puis porté (lunettes à branches), incorporé (lentilles de contacts), et enfin volatilisé (chirurgie réfractive). Cette évolution séculaire les a transformées en objets corporels et a permis d'interroger le couplage corps-objet dans une perspective socio-historique (Veyrat, Blanco & Trompette, 2007). De même, la montre est passée du gousset (une petite poche de gilet ou de pantalon) au poignet, un déplacement majeur résultant d'une évolution plurifactorielle (Jeannin, 2022b).

Les *wearable technologies*, avec Steve Mann - le « père du *wearable computing* » - et son *EyeTap* ont préparé le terrain de la nouvelle vague de *wearable tech* pendant les quatre dernières décennies. Elle est destinée, d'une part, à permettre une accessibilité totale et immédiate à l'information et à la communication et, d'autre part, à la traçabilité virtuellement constante de données (physiques, motrices, visuelles etc.). Ces données sont collectées puis stockées, non plus en physique sur la machine de l'utilisateur, mais dans le *cloud*, installation constituée d'un ensemble de serveurs hébergés dans des *data centers* répartis dans le monde et accessibles sur Internet.

Prothèses et exosquelettes

Les prothèses atteignent un degré de sophistication technologique qui brouille la frontière entre réparation et augmentation du corps et de ses performances.

Les plus connues sont sans doute les prothèses externes remplaçant un membre - jambe ou bras. À côté de recherches conduites par des organisations, des individus entreprennent de s'équiper d'une main bionique[1]. En ce

---

[1] Citons le professeur suisse Bertolt Meyer, équipé d'une prothèse bionique qui remplace sa main gauche et présentateur d'un documentaire sur le projet sur la chaîne britannique Channel 4 News : « Comment construire un homme bionique » ; ou encore, en France, Nicolas Huchet, à l'origine, en 2013, du projet *My Human Kit : bionicohand.wordpress.com*

qui concerne d'autres types de prothèses dites « réparatrices » ou de substitution, on peut mentionner celles dont l'usage est très répandu, comme les prothèses auditives, ainsi que des modèles pour ainsi dire expérimentaux qui pourraient peut-être un jour mener à une diffusion plus large ; notamment l'Eyeborg de Neil Harbisson, considéré comme le premier cyborg officiel de l'histoire après avoir obtenu en 2004 le droit de faire figurer cette prothèse sur la photo d'identité de son passeport britannique. Neil Harbisson est né achromate ; en collaboration avec Adam Montadon, il a mis au point une caméra qui convertit les couleurs en son.

Le développement de prothèses est intimement lié à celui d'exosquelettes, qui peuvent aussi avoir une fonction aussi bien réparatrice qu'augmentatrice[1]. On relève : tous les programmes militaires d'exosquelettes, développés à des fins d'endurance et de maximisation de capacités ; les exosquelettes destinés à la réparation, permettant à des paralysés de remarcher. Prothèses et exosquelettes peuvent être connectés au corps humain de plus en plus finement (connexion d'électrodes et de nerfs dans le cas de membres bioniques, ou contrôle neurologique).

Implants

Les implants, eux, sont liés - d'un point de vue purement physique - de façon encore plus inextricable au corps humain, et leur domaine d'application ne cesse aujourd'hui de s'étendre. On ne présente plus les implants

---

[1] À ce sujet, la présentation que l'on peut lire sur le site du laboratoire Biomechatronics est on ne peut plus parlante : « *First, we seek to restore function to individuals who have impaired mobility due to trauma or disease through research and development. Second, we develop technologies that augment human performance beyond what nature intends.* », http : //biomech.media.mit.edu/about/ (consulté le 03/01/2024).

médicaux tels que les stimulateurs cardiaques ou les implants cochléaires. Un exemple plus expérimental est celui de l'implant rétinien. Il a reçu une certaine visibilité lorsque Tim Reddish, un nageur paralympique britannique, a bénéficié en 2013 de cette opération (moyennant 100 000 £) afin de restaurer une partie de sa vision.

Les implants cérébraux sont une technologie médicale dont l'utilisation est en train de se répandre, via la stimulation cérébrale profonde. Des essais cliniques à petite échelle ont été effectués afin de tester l'extension possible du traitement à des troubles tels que la dépression, les troubles obsessionnels compulsifs, l'anorexie ou le syndrome de Gilles de la Tourette (Kennedy, et al., 2011). Il s'agit d'une opération qui reste relativement coûteuse dans le cas du traitement de la maladie de Parkinson[1] et qui est encore expérimentale dans les autres cas.

La puce RFID[2] sous-cutanée suit un cheminement vers l'incorporation. Bon nombre d'arguments sont avancés en faveur de son implantation dans le corps (Heffernan, Vetere, & Chang, 2021) : on l'insère facilement dans le corps avec une aiguille, elle offre une alternative à des listes de mots de passe qui s'allongent, elle assure une surveillance aux personnes vulnérables (malades

[1] Le coût d'une opération est estimé à environ 20 000 à 50 000 euros selon les études ; il reste toutefois moindre que le traitement médicamenteux suivi pendant des années d'un cas de Parkinson.

[2] *Radio Frequency Identification.*

chroniques), son côté « cool » et transgressif[1] est apte à séduire la jeunesse[2].

L'implantation de ce type de puces à des êtres humains n'est pas encore très répandue, mais elle existe. Il peut s'agir d'initiatives privées de *biohackers* pour ouvrir des portes, allumer un ordinateur, se connecter à un compte[3]. L'implantation d'aimants en néodyme au bout d'un doigt permet de communiquer au système nerveux du porteur la perception de champs électromagnétiques.

Nanotechnologies

La dernière couche de la pénétration technologique du corps nous amène à l'infiniment petit des nanotechnologies, en quelque sorte la sophistication potentielle ultime de l'incorporation des technologies au corps humain. Les nanosciences et les nanotechnologies recoupent plusieurs domaines scientifiques différents et sont malaisées à définir[4]. Nous nous bornerons à signaler

---

[1] En 2004, le Baja Beach Club, une discothèque du bord de mer à Barcelone, proposait des puces RFID à ses membres VIP. Voir le site de l'Union Internationale des Télécommunications : https : //www.itu.int/itunews/manager/display.asp ?lang=fr&year=2005&issue=04&ipage=applications&ext=html

[2] Lire aussi : « Want an RFID Chip implanted into your hand ? Here's what the DIY surgery looks like », 13 août 2012, par Andy Greenberg, forbes.com, où des jeunes paient 30 $ pour se faire injecter une puce.

[3] Voir par exemple la présentation sur YouTube d'Amal Graafstra à TEDxSFU en septembre 2013, « Biohacking - the forefront of a new kind of human evolution ».

[4] On lit par exemple dans le rapport *Science, technologie et industrie : Tableau de bord de l'OCDE 2013 - L'innovation au service de la croissance* : « Il n'existe pas de définition statistique internationale des nanotechnologies. La mise en place de définitions homogènes est nécessaire pour établir des indicateurs comparables ». L'Organisation internationale de normalisation définit les nanotechnologies comme suit : « compréhension et contrôle de la matière et des processus à l'échelle nanométrique, typiquement, mais non exclusivement,

que, en ce qui concerne le corps humain, les nanotechnologies ouvrent aujourd'hui diverses possibilités, relatives aux interfaces nano-bio et à l'Internet des Bio-NanoThings (Akyildiz, Pierobon, Balasubramaniam, & Koucheryavy, 2015), aux nanocapsules de médicaments permettant une diffusion très finement ciblée vers certaines régions du corps, aux nanorobots ou nanomachines. Il s'agit ici à la fois de fantasmes alarmistes autour de l'idée de « gelée grise »[1], de nano-usines ou d'assembleurs moléculaires encore purement théoriques[2], et d'avancées effectives en

---

au-dessous de 100 nanomètres dans une ou plusieurs dimensions quand l'apparition de phénomènes liés à la dimension permet en général de nouvelles applications ; utilisation des propriétés des objets nanométriques qui diffèrent des propriétés d'atomes individuels, des molécules et des matériaux macroscopiques pour créer des substances améliorées, des dispositifs et des systèmes qui exploitent ces nouvelles propriétés » (p. 160).

[1] Ceci fait référence à l'idée - présentée à l'origine par l'ingénieur et pionnier des nanotechnologies Eric Drexler dans son ouvrage *Engines of Creation : The Coming Era of Nanotechnology* (1986), selon laquelle un scénario possible de fin du monde serait son engloutissement par une « gelée grise » constituée de nanoparticules autoreproductrices dont on aurait perdu le contrôle. On retrouve notamment ce type de problématique dans le roman *Prey* de Michael Crichton, publié en 2002, dans lequel des nanorobots fuitent du laboratoire où ils sont produits et forment des essaims prédateurs et agressifs qui deviennent un danger pour tout être vivant à proximité.

[2] Il s'agit de dispositifs dans lesquels des molécules seraient assemblées par des nano-machines. Objet de fantasmes science-fictionnels (on pensera notamment à *All Tomorrow's Parties* de William Gibson, dans lequel l'avènement de l'assembleur moléculaire est considéré comme un évènement qui « changera le monde » à jamais, ou encore *The Diamond Age* de Neal Stephenson, directement inspiré de certaines idées d'Eric Drexler), ils ont aussi une visée scientifique. La Nanofactory Collaboration (un groupe indépendant et auto-financé de chercheurs originaires d'institutions américaines, russes, anglo-saxonnes et belges, qui n'est pas rattaché à une

nanorobotique qui pourraient potentiellement identifier des cellules cancéreuses et les pousser à s'autodétruire.

En 2017, la *Food and Drug Administration*[1] a toutefois autorisé la mise sur le marché du premier médicament connecté (FDA, 2017). Une fois ingéré, il recueille grâce à son micro-capteur un ensemble de renseignements qui, stockés dans des serveurs, peuvent être envoyés à l'équipe médicale pour une surveillance à distance et en temps réel.

Un nouveau paradigme de communication ?

On notera également le patch ou tatouage électronique à la frontière avec l'implant, les capteurs et biosenseurs ou, dans un registre plus ludique, les appareils haptiques d'augmentation sensorielle. Ceux-ci donnent lieu à des expériences ludiques et/ou pédagogiques dans certains espaces clos : parcs de divertissement, musées…

L'arrivée de périphériques de réalité virtuelle à un prix abordable prolonge la logique d'un changement actuel des comportements de jeu et d'autres activités en ligne, qui deviennent de plus en plus incarnés, liés aux corps des utilisateurs. Ce processus d'incorporation progressive des technologies vidéoludiques pointe vers une nouvelle conception possible du téléphone portable et des technologies de communication en général : le passage d'interfaces graphiques et d'appareils portables à une utilisation immersive et incorporée. William Gibson a peut-être regretté de ne pas avoir prédit le téléphone portable dans *Neuromancien*, mais il a peut-être seulement

---

institution en particulier) a été mise en place en 2000 par Robert Freitas et Ralph Merkle afin de réfléchir à la faisabilité d'une nano-usine, mais la réalisation effective en demeure encore théorique pour l'instant (voir http : //www.molecularassembler.com/Nanofactory/index.htm).

[1] Organe de surveillance qui autorise la mise sur le marché américain des nouveaux médicaments.

brûlé les étapes ; en effet, dans *La Trilogie du pont*, ses personnages utilisent tous des lunettes, un croisement entre des *smart glasses* et des périphériques de réalité augmentée, avec lesquels ils communiquent, s'orientent, visualisent des données variées, jouent ou s'immergent dans des mondes virtuels. Il semblerait bien que ce modèle soit aujourd'hui en passe de devenir le nouveau paradigme dominant en matière de communication.

Une nouvelle écologie technologique

Il semble indéniable que nos technologies portables contemporaines – le smartphone en premier lieu – sont d'un ordre particulier, au sens où elles s'insèrent dans, voire créent, une nouvelle écologie technologique. Il s'agit d'outils dont l'utilisation, dans une bonne partie du monde industrialisé, devient virtuellement constante, et qui connectent leurs utilisateurs à leur environnement ainsi qu'à d'autres appareils. Un smartphone maintient son utilisateur connecté de façon quasi-permanente à son réseau social et informationnel, avec des conséquences non négligeables quand son fonctionnement est enrayé. L'une d'entre elles est le FOMO (*Fear of Missing Out*), cette anxiété sociale qui se manifeste par la peur de manquer des notifications importantes.

C'est leur proximité (plus ou moins rapprochée) avec le corps, l'accoutumance qui s'ensuit et l'usage virtuellement constant qui en est fait, qui participent de leur couplage avec le corps, jusqu'à l'hybridation. Par extension, pourraient être définies comme « technologies de l'hybride », non seulement celles physiquement incluses dans le corps, mais encore celles caractérisées par un usage quasi permanent induit par une grande proximité et une connectivité avec le corps, au point que leur absence induirait un manque ou un défaut d'usage.

Le corps technologisé ou la colonisation par la technologie

Nous utilisons ici le néologisme de « technologiser » pour désigner à la fois un processus (l'immixtion progressive de la technologie dans le corps) et un résultat (un corps appareillé et outillé technologiquement).

Le corps technologisé, the New Frontier ?

Ainsi que nous l'apprend Ceccarelli (2022), l'idée du scientifique en tant qu'homme de la frontière (*frontiersman*) résulte de plusieurs textes fondateurs américains. Ils se traduisent par divers imaginaires, en particulier celui d'un territoire sans limites où les découvertes se convertissent en gains économiques assurant le progrès matériel. Pour la science, activité stratégique, l'exploration de frontières devient un impératif sans cesse réitéré (Lafon & Carnel, 2022). Aussi, face à des entreprises en quête de nouveaux territoires, et sous la coupe de scientifiques-explorateurs-expérimentateurs, le corps, et avec lui ses accessoires technologiques, représente l'Eldorado. Hier en friche, il s'offrirait un nouveau destin, dans lequel l'alliance avec la technologie aurait toute sa part. « Les marchés du corps, c'est-à-dire de ce que chacun possède et devra mettre en valeur, sont en passe de devenir les plus grands marchés du monde. Les chantiers du corps sont un des futurs de l'économie » (Pajon, 2008, p. 321).

Repousser les limites

L'antique corps sportif, masculin et valide a été poussé au maximum de ses capacités naturelles. Face à cet « épuisement » du corps sain, le recours à des minorités historiques (femmes, handicapés) n'aurait pas pour vocation première de répondre à une préoccupation morale ou égalitaire. D'après Blouin (2011), ces minorités représentent avant tout « de nouveaux gisements de population et d'extension technologique du domaine du sport ». Certains sports incarnent plus particulièrement cette compétition, où chaque individu serait doté d'un capital à faire fructifier pour s'adapter toujours mieux à une économie à flux tendus, devenant l'auto-entrepreneur de lui-même, suivant une logique de performance généralisée[1].

Se pose alors la question des limites. Car il semble bien qu'il soit de plus en plus du ressort de l'homme de décider *in fine* du traitement de son corps, de son devenir et de son destin. On assisterait alors à une « illimitation qui marque le début du règne de l'imagination sur le savoir et sur le pouvoir » (Hunyadi, 2010). C'est ce dont s'émerveille la jeune Chinoise Nanshu Lu, lauréate 2013 au Forum NetExplo, créatrice d'un tatouage électronique : « Les applications possibles ne sont limitées que par notre imagination » (Ferran, 2013).

Une relation humain-technologie symbiotique

Le corps intègre dans ses modes de perception et de relation ces techniques et ces outils qui finissent par innerver jusqu'à ses manières d'être.

Or, le corps est mémoire : Henri Bergson distingue une mémoire de nature sensori-motrice gravée dans le corps et une autre constituée de souvenirs (Bergson, 1896) ; Marcel Mauss, dans *Les Techniques du corps* (1934), revient sur la place centrale de l'*habitus* dans l'incorporation de nos pratiques ; André Leroi-Gourhan considère que le corps possède avant tout une mémoire rythmique et porte une attention particulière au geste ; Pierre Bourdieu, reprenant l'idée de l'*habitus* auquel il assigne une faculté génératrice, montre, à travers le « sens

[1] Entretien avec Philippe Borel, réalisateur de « Un monde sans humains ? » pour Arte, par Alexandra de Séguin et Elias Jabr, 2012.

pratique », la capacité d'agir sans réfléchir parce que certaines normes (par exemple la codification des rôles masculins et féminins) sont imprimées dans le corps ; ce que Simone de Beauvoir détaille dans *Le deuxième sexe* à travers l'exemple de la démarche féminine codifiée ; et cette intériorisation corporelle de l'action a été scrutée à travers l'étude de l'action ménagère (Kaufman, 1997).

Des chercheurs en études théâtrales, en *performance studies*, ou des praticiens de ces mondes, abondent dans le sens d'un « corps mémoire » : « La mémoire est toujours une réaction physique. C'est notre peau qui n'a pas oublié, nos yeux qui n'ont pas oublié. Ce que nous avons entendu peut encore résonner en nous. [...] Ce n'est pas que le corps se souvienne. Le corps est lui-même mémoire » (Grotowski, 1971, pp. 183-184).

Corps mixte, en devenir hybride

Ainsi le corps s'imprègne-t-il de techniques et procédés qui se substituent peu à peu à des savoirs patiemment acquis. Mais ils n'ont pas que pour effet de rendre fonctionnelle une partie du corps. De la prolifération des objets technologiques accoucherait un corps remodelé, resculpté (Cuir, 2006), façonné et reconstruit. Corps mixte, en « devenir hybride », d'après Bernard Andrieu, qui y discerne une capacité du vivant à l'adaptabilité. « Est donc hybride tout dispositif ou disposition qui modifie le corps dans sa matière initiale et ses fonctionnements psychophysiologiques », écrit-il (Andrieu, 2007). Le « devenir hybride » que permettent les technosciences illustre cette multiplicité d'états possibles, sujets à modifications et à variations, propices à de nouveaux modes d'existence.

Vers une cohabitation naturelle entre l'homme et l'objet ?

La nature intrusive de certains objets technologiques induit des problématiques non seulement pratiques (irréversibilité des choix, phénomènes d'acceptabilité ou de rejet), mais aussi, plus généralement, d'orientations politiques d'une société. Si, de tout temps, et pour des raisons diverses (religieuses, esthétiques, culturelles, matérialistes…) l'homme a souhaité agir sur son corps, il semble, toutefois, qu'une mutation socio-anthropologique du corps soit à l'œuvre au sein de nos sociétés contemporaines, posant *de facto* le présupposé que l'objet technologique pourrait entretenir avec le corps une cohabitation « naturelle ».

Plusieurs observations viennent à l'appui de cette hypothèse.

Tout d'abord, les normes sociales ne sont pas figées dans le temps. C'est ce que révèle l'analyse sexuée de la transgression et du travestissement, ou l'histoire du vêtement à travers les siècles (Steinberg, 2001). Et des témoignages de modifications de l'apparence révèlent le déplacement des normes corporelles en France depuis quarante ans (Liotard, 2015).

Ensuite, le corps devient reconfigurable à l'envi (Bradley-Munn, Michael, & Michael, 2016). L'on assiste alors à un renversement total de significations quant aux signes sur le corps, comme l'attestent les deux exemples suivants :

- Les opérations de chirurgie plastique et esthétique connaissent un essor qui ne se dément pas. Il n'est de région du corps qui ne puisse faire l'objet d'une retouche. Les médias mettent en visibilité le potentiel de remaniement de telle zone. La série TV Nip Tuck (2003-2010), les émissions de télévision aux États-Unis notamment (Relooking Extrême, The Swan) accréditent l'idée que la beauté est à portée de bistouri, qui soigne simultanément les maux du corps et de l'esprit.

- Dans la société occidentale, le tatouage, autrefois stigmatisé, mais désormais valorisé par les sports populaires (football), le cinéma ou la publicité, suscite un engouement de plus en plus vif (Le Breton, 2002). La forme traditionnelle du tatouage pourrait laisser place au tatouage électronique, capable de se muer en interface de communication. Cette vogue du tatouage et son adoption par les jeunes générations est suivie attentivement par des institutions de recherche et des entreprises qui pourraient bien y trouver un creuset propice à de nouvelles innovations. « Dans un futur proche, vous pourriez porter toutes vos informations personnelles et vitales ainsi que celles relatives à vos cartes bancaires » affirme Tim Moynihan du magazine *Wired* [1].

Tout ceci participe et témoigne d'une perception générale où le corps se situe comme élément central, à la fois pivot et pilier d'une mutation au long cours.

Tensions et concurrence entre acteurs

Les technologies sont le miroir des évolutions technoscientifiques, culturelles, sociales, morales et politiques de notre époque. Elles sont aujourd'hui au centre de fortes tensions entre de nombreux acteurs qu'opposent idéologies ou convictions. Elles sont assorties de discours ou de promesses, de visées technophiles ou technophobes, de projets de transformation de société, alimentant adhésions, frayeurs, ou espoirs : il faudrait dire adieu au corps devenu obsolète ; le corps serait déshumanisé par la technique et régi par une rationalité

[1] Entendu dans : « Former DARPA Director Regena E Doogan On Wearable And Ingestible Technology », sur https : //www.youtube.com/watch ?v=pto5pI6tLxs (consulté le 20/01/2024).

technoscientifique (Lecourt, 2003). Aux extrêmes figurent des techno-prophètes annonçant une nouvelle ère où un pur esprit incorporel émergerait de machines pensantes, tandis que des bio-catastrophistes promettent la fin de l'espèce humaine et la barbarie (Godin, 2013).

Et les réactions sont contrastées parmi les communautés technologiques elles-mêmes.

Les défenseurs, les promoteurs…

À un extrême figurent des institutions gratifiées de financements importants, et des acteurs plus en marge (*biohackers*), tantôt considérés comme des pionniers ou des fous, tous faisant office de thuriféraires. Certains - par exemple Kevin Warwick[1], mais il y en a d'autres -, payent de leur personne et mettent délibérément leur propre corps en scène. Ils jouent sur le terrain des médias grand public, illustrant le phénomène de « peopolisation » des scientifiques, où projets technoscientifiques et personnels sont étroitement entrelacés. Ils sont un des éléments du transfert dans la sphère publique de ces technologies. Mais

[1] Ce scientifique britannique a été professeur à la Conventry University et a enseigné dans de nombreuses universités au cours de sa vie. Il a fondé le Project Cyborg en 1998 ; dans ce contexte, il s'est successivement implanté une puce RFID puis un porte-électrodes. Celui-ci, implanté dans son bras, lui permettait de contrôler à distance, par ses mouvements, un bras robotique. Enfin, la dernière étape du projet a été à ce jour l'implantation d'un dispositif simplifié dans le bras de sa femme, Irena Warwick, dans le but à la fois de créer la première connexion électronique de deux systèmes nerveux et d'ouvrir la porte à ce que Warwick appelle une nouvelle forme d'empathie. Selon Warwick, ses expériences sur les cyborgs n'ont pas suscité l'enthousiasme des universitaires et ses travaux n'ont jamais été pleinement acceptés par ses pairs. Il est une figure de référence importante pour de nombreux biohackers, tout en se trouvant dans une position légèrement excentrée dans ce domaine du fait de son statut académique.

le phénomène d'accoutumance à celles-ci passe également par d'autres milieux :
- le « monde de l'art » (Becker, 2010) où des figures de proue comme Sterlac ou Orlan - pour ne citer que les plus connues - habituent tout en choquant le regard à d'autres morphologies humaines ;
- le monde académique qui multiplie non seulement les colloques mais crée spécifiquement des modules ou des programmes tournant autour de la question des technologies de l'hybride, du cyborg, du *biohacking*, du post-humain et du transhumanisme. On assiste aujourd'hui à une revitalisation, ou du moins une tentative de revitalisation de programmes et de départements transdisciplinaires qui viennent décloisonner des disciplines parfois rétives à la question des bouleversements technologiques actuels, afin d'apporter un éclairage multiple à des questions qu'il devient de plus en plus vital de poser.

Signalons un paradoxe culturel dans la figure de l'homme augmenté : il conserve les signifiants du handicap en même temps qu'il sacralise les technosciences dans la figure du reconstruit. On se sert du corps handicapé pour pratiquer, expérimenter, humaniser, institutionnaliser des techniques scientifiques et technologies médicales du corps. Promotrices d'un discours sur l'hybride, celles-ci appellent également à l'émergence d'un imaginaire hybride. La créativité scientifique conceptrice prépare l'acceptation culturelle de ce type de représentation en progrès, en devenir.

Le discours sous-tendant l'utilisation des technologies de l'hybride est en lui-même source d'interrogations. Les représentations triomphales et utopiques de l'être humain du futur tendent à masquer les intérêts capitalistes ou, plus largement, politiques qui sont en jeu. Et les discours militaires et sécuritaires jouent à plein dans la dissémination de ces technologies.

Les détracteurs…

À un autre extrême figurent les pourfendeurs de ces technologies. Ils entrevoient et anticipent le potentiel démentiel de contrôle de l'humain, dans un contexte de montée indéfectible de la « société de surveillance » (Jeannin, 2015a; 2022, juillet).

Serait franchi le pas, supplémentaire, d'une surveillance des corps à une surveillance par le corps, le cerveau en particulier (Abrams, 2022), et la mise en place du biopouvoir annoncé par Michel Foucault (Foucault, 1976, p. 185)[1] - un concept mis à jour par Donna Haraway sous l'appellation technobiopouvoir. Car les technologies de l'hybride démultiplient les possibilités de domination et de discipline, et c'est sans doute là que réside le problème principal. Le corps augmenté peut être policé comme jamais, surveillé et contrôlé de manière extrêmement fine, rendu plus disponible que jamais aux structures et modes de production capitalistes, toujours plus adaptable à des fins militaires et/ou impérialistes. Les tatouages électroniques, sous couvert d'une modernité esthétique séductrice, contribuent à ce marquage du corps, moyen « biopolitique » de classer les corps.

Ainsi se trouve exacerbée la problématique de la surveillance et de la vie privée. L'être humain semble devenir entièrement numérisable, d'autant plus avec l'usage de technologies de l'hybride couplées avec la data,

---

[1] Pour Michel Foucault, l'industrialisation a donné naissance à une économie du corps productif rendue possible par l'instauration de ce qu'il a nommé le biopouvoir : « Ce bio-pouvoir a été, à n'en pas douter, un élément indispensable au développement du capitalisme ; celui-ci n'a pu être assuré qu'au prix de l'insertion contrôlée des corps dans l'appareil de production et moyennant un ajustement des phénomènes de population aux processus économiques ».

donnant l'illusion de contrôle total via la réduction progressive du corps à de l'information, quantifiable et maîtrisable. La nature invisible de certaines technologies fait qu'il est plus facile de les cacher et d'empiéter sur la vie privée ou de réaliser, à l'insu de la personne, des procédés qui requièrent habituellement son consentement (Jeannin, 2015b). Parallèlement, la fuite en avant technologique engendre des processus informatiques qui se mettent à fonctionner indépendamment des décisions humaines, dictant les conduites globales.

La question de savoir jusqu'où nous sommes disposés à aller dans la mise à disposition de nos données et de notre vie privée, et dans quelle mesure il est encore possible d'échapper à la surveillance, se pose de manière très urgente. Les technologies de l'hybride signent-elles la fin d'un certain type de démocratie, de citoyenneté ? Faut-il s'y résigner ? Steve Mann propose l'utilisation de ces technologies à des fins de ce qu'il appelle « sousveillance », une forme de résistance individuelle et citoyenne qui se retourne contre ces dispositifs de surveillance (Mann, Nolan, & Wellman, 2003).

Pistes pour une pensée critique de l'homme augmenté

Il ne s'agit pas, bien évidemment, de faire ici une présentation exhaustive des enjeux mais plutôt de signaler quelques-unes des directions que pourrait prendre un travail ultérieur de réflexion critique afin de mieux en appréhender les leviers et les freins. Des séries de changements culturels, comme il s'en est déjà produit par exemple avec les J.O. et le cas d'Oscar Pistorius, sont à prévoir. En dehors des controverses et du rôle de divers acteurs, influant sur l'habituation dans l'espace public à ces technologies, nous soulignerons un ensemble de questions.

Les questions identitaires sont celles qui surgissent de prime abord. Avec la possibilité offerte de construire une nouvelle identité corporelle, l'hybridation, présente en nous dès lors que nous introduisons de l'artificiel dans les systèmes biologiques, déstabilise et rompt les frontières identitaires installées.

- Les technologies de l'hybride viennent aujourd'hui bousculer notre concept d'identité humaine ou d'individualité. En effet, du moment où un être humain devient plastique, augmentable, améliorable, s'accrocher à une définition classique de ce qu'est un être humain devient difficile, voire impossible. Une nouvelle définition de l'humanité semble vouloir s'imposer à partir du constat selon lequel la technologie de l'hybride s'infiltre jusqu'aux niveaux les plus intimes du corps humain. Ce bousculement identitaire peut être source d'espoirs, à un niveau théorique et politique. En effet, si tout corps et tout esprit peut potentiellement accomplir des prouesses grâce à des interventions technologiques, si nous pouvons tous être partiellement remplacés par des membres bioniques et des implants divers, si les fonctions reproductrices peuvent être menées à l'extérieur de l'organisme, alors on serait en droit d'espérer que les anciennes structures de domination tombent d'elles-mêmes sous le coup de l'absurdité de leurs fondements. Par ailleurs, savoir si nous mettons les cyborgs à la Pistorius, les futurs hommes bioniques ou même les robots intelligents à égalité de notre humanité est une question qui nous oblige à redéfinir notre identité.
- Quant à la médecine régénérative, elle s'attaque à notre finitude, non plus seulement dans certains de ses aspects particuliers (régénération de tel ou tel organe défaillant), mais à notre finitude en tant que telle. Cela reste encore, assurément, de la science-fiction, mais l'on sait que l'immortalité est au cœur du projet des transhumanistes. Leur pensée essaime jusque dans les rangs des

scientifiques français, comme en témoignent les prises de position - critiques, certes - du chirurgien, chef d'entreprise, écrivain et chroniqueur des médias Laurent Alexandre, ou les propos de Michel Lannoo, éminent physicien, spécialiste des semi-conducteurs et l'un des principaux artisans des nanosciences en France, constatant l'influence considérable d'Eric Drexler sur ses propres travaux (Dupuy, 2004).

La nouvelle conception du corps humain comme fondamentalement améliorable mène aussi à une réévaluation du handicap. Il ne peut s'agir de nier complètement la notion de handicap même, comme le fait Hugh Herr (*a person can never be broken...human beings are not disabled*)[1], de considérer le handicap comme une opportunité d'augmenter le corps humain, ou encore de revendiquer, par opposition, une identité de handicapé (Jeannin, 2021). La législation des Jeux Olympiques questionne à ce titre les enjeux culturels du corps humain entre reconstruction et augmentation, acceptation culturelle de l'hybride et son rejet, normalité et pathologie, dans la lignée des réflexions de Canguilhem (1966). La naissance d'une nouvelle conception du corps, « post biologique » (Stelarc), avec tout ce que cela implique (réductionnisme, fantasmes d'immortalité, etc.) présente le danger de masquer l'importance que conserve le corps biologique ainsi que la fragilité et la mortalité de celui-ci, et de considérer la technologie comme infaillible.

La prothèse technologique transmutant les humains peut devenir problématique. Elle devient une arme politique, qui exacerbe la logique de la performance. Alors

[1] Actuellement professeur d'arts et de sciences des médias au MIT Media Lab et codirige le Yang Center for Bionics au MIT. Il est à l'origine de progrès décisifs dans le domaine des membres bioniques, qui offrent une plus grande mobilité. Il est devenu une figure emblématique d'espoir et de courage pour les personnes fortement amputées.

même que la limite entre réparation et augmentation est progressivement brouillée, le droit à la simple réparation pourrait être considéré comme un droit à l'augmentation. Se poserait alors une préoccupation relative à la justice et à l'équité. Si recourir à l'augmentation présente un avantage compétitif, alors choisir de ne pas y recourir ou ne pouvoir y avoir accès apporte un désavantage compétitif (Le Dévédec & Guis, 2013). Quid alors des phénomènes d'envie ou d'une « course à l'augmentation » à laquelle pourraient se prêter des individus physiquement « normaux » mais soucieux de méliorisme ?

Cette disposition accentuerait les fractures économiques et sociales. De nouvelles stratégies de pouvoir pourraient surgir, qui durciraient la séparation entre privilégiés et populations de seconde zone. De nouvelles formes d'inégalités, d'appropriation et d'exploitation pourraient surgir. Les débats concernant ce qui est techniquement possible et ce qui est éthiquement approprié promettent d'être vifs.

Un brouillage des frontières

Le décloisonnement des disciplines se double d'un brouillage des frontières entre le corps et ses artefacts technologiques, le corps et les machines, le corps et son environnement, et les types de technologies elles-mêmes. L'usage de technologies connectées avec l'humain réfute la vision de l'être humain comme entité close et détachée de son environnement, ou encore comme maître de lui-même et autonome. Ces technologies mettent en lumière les liens inextricables de tout être avec son environnement, les outils qu'il utilise, et une foule d'entités autres qu'humaines.

L'incorporation de la technique et l'externalisation du corps dans les outils qui opèrent en situation d'interactions permanentes posent des problématiques telles que :

- La connexion du corps avec son environnement, urbain notamment si l'on pense à la ville intelligente (Boulanger & Jeannin, 2016). Cela nécessite de penser une nouvelle écologie d'un point de vue social, citoyen, urbain et architectural. Cette vision du futur est à même de générer des intérêts, des désirs, des craintes ou des résistances. Elle suscite des débats : augmenter l'être humain afin de lui permettre de survivre dans des conditions extrêmes mène-t-il à se déresponsabiliser vis-à-vis de problèmes écologiques, et à chercher uniquement à transformer l'homme au lieu de rééquilibrer l'environnement ? En notre époque de crise écologique imminente, cela pourrait déplacer le problème de l'environnement et de sa préservation vers celui de l'adaptation de l'homme à un environnement changeant et potentiellement de plus en plus hostile et/ou à explorer (voyage spatial) afin de dégager des lieux de vie potentiels ou des nouvelles ressources.
- La question de savoir s'il est possible de concevoir un être humain sans ses relations aux machines qui l'entourent et auxquelles il est, de plus en plus souvent, physiquement relié. L'essor des technologies de l'hybride fait-il de l'humain une fonction de la machine plutôt que le contraire ? Devient-il un maillon du réseau ?

Des enjeux de nature multiple

Par ailleurs, de forts enjeux médicaux, sociétaux, économiques et juridiques se profilent. Les pratiques emblématiques de l'augmentation humaine risquent de s'inscrire plutôt dans une logique de médicalisation[1] de la société et d'instrumentalisation de l'humain. Elles entraînent un bouleversement des pratiques de la médecine, nécessitant une redéfinition de celle-ci et de la

---

[1] Processus par lequel une problématique externe au domaine traditionnel de la médecine acquiert le statut de problème médical.

notion même de santé[1] et la prise en compte de nouveaux acteurs. Compte tenu du rôle grandissant des associations de patients dans le champ de la santé, il est indispensable de renouveler les réflexions sur ces nouvelles formes de mobilisation collective (Akrich, Méadel & Rabeharisoa, 2009). Les associations sont devenues des actrices à part entière de la recherche, que ce soit en ouvrant des questions médicales peu ou pas traitées, ou en participant au recrutement de patients pour des programmes de recherches spécifiques (Tabuteau, 2011).

Le concept de « biomédicalisation » forgé par Adele Clarke et ses collègues rend compte de la complexité des transformations survenues dans l'orientation biomédicale, les politiques de santé et la redéfinition des frontières corporelles en distinguant cinq grands processus sociétaux étroitement corrélés mais constitutifs d'un phénomène global :

- La privatisation et la technicisation des soins de santé (brevetage et spéculation).
- La conception de la santé qui repose sur une conception informationnelle du corps humain et le stockage de données dans des (bio) banques publiques et privées.
- La gestion à grande échelle des fichiers informatiques.
- La déprofessionnalisation du monde médical sous l'effet d'internet.
- L'émergence de nouvelles représentations du corps (Clarke, 2010).

Des risques tenus pour acceptables dans le cadre thérapeutique ne le sont pas nécessairement pour des

---

[1] La définition de la santé adoptée en 1946 par l'Organisation Mondiale de la Santé (OMS) en ces termes : « La santé est un état de complet bien-être physique, mental et social, et ne consiste pas seulement en une absence de maladie ou d'infirmité » n'a pas évolué depuis.

sujets en bonne santé. Une régulation s'avèrerait donc nécessaire pour un usage responsable et pragmatique de ces technologies, dans l'hypothèse où émergerait un droit des adultes en bonne santé et en capacité de choix de recourir à l'augmentation. La collecte de données automatique et informatisée devrait recourir à une analyse éthique documentant les différentes logiques à l'œuvre (Moutel, Grandazzi, Duchange, & Darquy, 2018).

En tout état de cause, l'étude des sciences humaines ne peut plus se contenter de porter sur « l'Homme » pensé selon une conception euro centrique. Ainsi que le souligne (Brown, 2010) : « Ce n'est que récemment que la réflexion sur l'identité corporelle à la rencontre du mécanique et de l'organique a occupé une place centrale dans la culture latino-américaine (...). L'Amérique latine constitue une étude de cas particulièrement importante, car elle ajoute le prisme du transfert technologique, des post-dictatures et des politiques néolibérales des années 1990 qui ont servi de toile de fond à l'introduction rapide des technologies de l'Internet. Ce prisme, en particulier, a été absent de la majorité des études sur les articulations du post-humain » (pp. 4-5)[1].

La perspective du post-humain ébranle toute une taxinomie désormais dépassée, en amorçant une transition vers ce que Donna Haraway a appelé *Man the brand* ou Brian Massumi *Ex-Man* (Braidotti, 2019, p. 35).

C'est sous les coups de butoir des multinationales que se joue concrètement l'à-venir du corps humain. Les brevets sont devenus l'arme ultime d'une politique d'appropriation et de marchandisation du vivant. Les êtres vivants, humains compris, constituent d'immenses ressources qu'il ne reste plus qu'à coloniser systématiquement pour satisfaire une soif immodérée de

[1] Traduit par nos soins.

profit. Cette exploitation des organismes vivants à des fins mercantiles s'opérera au détriment des pays les plus vulnérables et des populations soumises à cette colonisation de l'intérieur, de l'intime – une « endo-colonisation » (Tréguier, 2003) qui, sans garde-fous éthiques ou juridiques, pourrait à jamais dénaturer l'humanité.

Bibliographie

Abrams Z., « The Future of Brain-Computer Interfaces », *IEEE Pulse*, 13(6), 2022, pp. 21-24.

Akrich M., Méadel C., Rabeharisoa V., *Se mobiliser pour la santé. Des associations de patients témoignent*, Paris, Presses de l'École des Mines, Sciences Sociales, 2009.

Akyildiz I., Pierobon M., Balasubramaniam S., Koucheryavy Y., «The internet of Bio-Nano things», *IEEE Communications Magazine*, 53(3), 2015, pp. 32-40.

Andrieu B., « Contre la désincarnation technique : un corps hybridé ? », *Actuel Marx*, 41, 2007, pp. 28-39.

Barthes R., *Mythologies*, Paris, Seuil, coll. Écrivains de toujours, 1957.

Becker H., *Le monde de l'art,* Paris, Champs, 2010.

Bergson H., *Matière et mémoire*, Paris, PUF "Quadrige", 1896.

Blouin P., « Le corps sportif à l'ère de son épuisement », *Critique*, 764-765, 2011, pp. 25-35.

Boulanger N., Jeannin H., « Une ville intelligente et humaine », *Annales des Mines*, 84, 2016, pp. 22-26.

Bradley-Munn S., Michael K., Michael M., « The social phenomenon of body-modifying in a world of technological change : past, present, future », *2016 IEEE Conference on Norbert Wiener in the 21st Century (21CW)*, Melbourne, Australia, 2016, pp. 1-6.

Braidotti R., « A Theoretical Framework for the Critical Posthumanities », *Theory, Culture & Society*, 36 (6), 2019, pp. 31-61.

Brangier E., Dufresne A., & Hammes-Adelé S., « Approche symbiotique de la relation humain-technologie : perspectives pour l'ergonomie informatique », *Le travail humain*, 72, 2009, pp. 333-353.

Brown J., *Cyborgs in Latin America*, New-York, Palgrave McMillan, 2010.

Canguilhem G., *Le normal et le pathologique*, Paris, PUF, coll. Galien, 1966.

Ceccarelli L., « Histoire de la métaphore de la frontière de la science », *Questions de communication*, 42, 2022, pp. 25-48.

Clarke A., *Biomedicalization : Technoscience, Health, and Illness in the US*, Durham, Duke University Press, 2010.

Clynes M., Kline N., « Cyborgs and space », *Astronautics*, Septembre 1960, pp. 26-27.

Cuir R., « La sculpture post-humaine de soi », *Corps*, 1, 2006, pp. 61-66.

Dupuy J.-P., « Quand les technologies convergeront », *Revue du MAUSS*, 23, 2004, pp. 408-417.

Ferran B., « Un tatouage transforme l'homme en télécommande », https : //www.lefigaro.fr/secteur/high-tech/2013/02/15/32001-20130215ARTFIG00352-un-tatouage-transforme-l-homme-en-telecommande.php, *lefigaro.fr*, 15 février 2013.

FDA U.S. Food and Drug., *FDA approves pill with sensor that digitally tracks if patients have ingested their medication* : https : //www.fda.gov/news-events/press-announcements/fda-approves-pill-sensor-digitally-tracks-if-patients-have-ingested-their-medication, 13 novembre 2017.

Foucault M., « La Volonté de savoir (tome 1) », *Histoire de la sexualité*, Paris, Gallimard, coll. «Tel», 1976.

Godin C., « Le post-humain, la barbarie qui vient », *Cités*, 55, 2013, pp. 79-93.

Grotowski J., *Vers un théâtre pauvre*, Lausanne, La Cité, 1971.

Heffernan K., Vetere F., Chang S., « Insertables : Beyond Cyborgs and Augmentation to Convenience and Amenity », in Dingler T et Niforatos E., *Technology-Augmented Perception and Cognition,* Springer, 2021, pp. 185-227.

Hunyadi M., « La biotechnologie ou l'imagination au pouvoir », *Études*, 413, 2010, pp. 187-197.

Jeannin H., « Surveillance totale ou servitude volontaire ? », *Interfaces Numériques*, 4(3), 2015a, pp. 491-508.

Jeannin H., «Transparence et big data : revers et infortunes. Big Data - Open Data : Quelles valeurs ? Quels enjeux ?», *Actes du colloque « Document numérique et société » Rabat*, Paris, De Boeck Supérieur, 2015b, pp. 55-64.

Jeannin H., « Quand les technosciences forment et informent : les nouvelles strates du corps », *Actes du colloque, Corps meurtris, beaux et subversifs : Réflexions transdisciplinaires sur les modifications corporelles* (université de Strasbourg, 28-30 avril 2016), Nancy, Presses Universitaires de Nancy, 2018, pp. 107-114.

Jeannin H., « Une mémoire artificielle si près du corps! », in Galli D., Renucci F., *Pharmaphone* : *La voix des adolescents*, Paris, De Boeck Supérieur, 2020, pp. 119-129.

Jeannin H., « Quand la technologie s'invite sur les podiums », Dans Doat D., Damour F., *Quand le transhumanisme interroge,* Namur, Presses Universitaires de Namur, 2021, pp. 45-57.

Jeannin H., «La surveillance par l'IA, un modèle qui se généralise», *Silomag* : https : //silogora.org/la-surveillance-par-lia-un-modele-qui-se-generalise, juillet 2022.

Jeannin H., « When Skin and Technology Intertwine. », Dans Jorion P., *Humanism and Its Discontents - The Rise of Transhumanism and Posthumanism,* Cham, Palgrave Macmillan, 2022a, pp. 113-128.

Jeannin H., « La montre connectée : retour socio-historique et pistes de comparaison entre hier et aujourd'hui», Dans Khatchatourov A., Avenati O., Chardel P.-A., Queval I., *Corps connectés. Figures, fragments, discours*, Paris, Presses des Mines, 2022b, pp. 38-51.

Kaufman J.-C., *Le cœur à l'ouvrage. Théorie de l'action ménagère*, Paris, Nathan, 1997.

Kennedy S.-H., Giacobbe P., Rizvi S.-J., Placenza F.-M., Nishikawa Y., Mayberg H.-S., Lozano, A.-M., « Deep Brain Stimulation for Treatment-Resistant Depression : Follow-Up After 3 to 6 Years », *American Journal of Psychiatry*, 2011, pp. 502-510.

Lafon B., Carnel J.-S., « De l'exploration à l'exploitation ? Nouvelles frontières de l'espace et du social », *Questions de communication*, 42, 2022, pp. 9-23.

Le Breton D., *Signes d'identité : tatouages, piercings et autres marques corporelles,* Paris, Métailié, 2002.

Le Dévédec N., Guis F., « L'humain augmenté, un enjeu social », *SociologieS*, 2013.

Lecourt D., *Humain, post-humain*, Paris, Presses Universitaires de France, 2003.

Liotard P., *Ceci est mon corps. Témoignages sur les modifications contemporaines de l'apparence*, Paris, Sous La Lime, 2015.

Mann S., Nolan J., Wellman B., « Sousveillance : Inventing and Using Wearable Computing Devices for Data Collection in Surveillance Environments », *Surveillance & Society*, 1(3), 2003, pp. 331-355.

Mitchell W., *Me++ : The Cyborg Self and the Networked City*, Cambridge, Massachusetts, The MIT Press, 2003.

Moutel G., Grandazzi G., Duchange N., Darquy S., « Le médicament connecté, entre bienveillance et surveillance : Analyse des enjeux éthiques », *Médecine sciences : M/S,* 34 (8-9), 2018, pp. 717-722.

Pajon P., « Les technologies convergentes et leurs maîtres enchanteurs », Dans Fintz C., *Les imaginaires du corps en mutation - du corps enchanté au corps en chantier*, Paris, L'Harmattan, 2008.

Roco M., Bainbridge W., Tonn B., Whitesides G., *Converging knowledge, technology, and society : Beyond convergence of nano-bio-info-cognitive technologies*, Dordrecht, Springer, 2013.

Steinberg S., *La confusion des sexes. Le travestissement de la Renaissance à la Révolution*, Paris, Fayard, 2001.

Tabuteau D., *Les nouveaux patients : rôles et responsabilités des usagers du système de santé en 2025*, Office de Prospective en Santé, Rapport 2011, Paris, Presses de Sciences po, 2011.

Tréguier C., « En finir avec les "brevets voyous" », *Vacarme*, 2003, pp. 46-49.

Veyrat N., Blanco E., Trompette P., « L'objet incorporé et la logique des situations. Les lunettes au fil de l'histoire et au gré des usages », *Revue d'anthropologie des connaissances*, 1(1), 2007, pp. 59-83.

Zouinar M., « Théories et principes de conception des systèmes d'automesure numériques : De la quantification à la régulation distribuée de soi », *Réseaux*, 216, 2019, pp. 83-117.

Un regard anthropologique sur le coronavirus Covid-19

Ali Recham

La Covid-19 défie la modernité

Le coronavirus Covid-19 frappe de plein fouet l'humanité et contraint au moins la moitié de sa population au confinement des mois durant. Il lui impose un rythme en dents de scie : confinement/déconfinement/reconfinement. Cette alternance est, entre autres, marquée par un équilibre fragile entre trois aspects : la santé, l'économie et le moral des personnes. La pandémie prend de court les sociétés occidentales, bouscule leurs certitudes et met leurs organisations à rude épreuve. Elle les oblige à adopter des mesures drastiques et à employer une terminologie de guerre (conseil de défense, opération résilience, combat, état d'urgence sanitaire, navire-hôpital, opération *Warp speed…*) alors qu'elles croient avoir clôt le chapitre des épidémies et l'avoir renvoyé dans les archives des maladies d'hier (Herzlich, Pierret, 1984). Entre hier et aujourd'hui, il y a le mur étanche incarné par l'omnipotence du pouvoir médical, celui qui a transformé les affections aiguës en maladies chroniques et amplement augmenté l'espérance de vie. Le début de l'épidémie rampante au mois de décembre 2019 n'a alerté ni les médecins éclairés ni les dirigeants politiques.

Le temps des épidémies, pense-t-on, est révolu, le sida étant une exception dans la liste des maladies d'aujourd'hui, quant au paludisme, Ebola, le choléra et bien d'autres, l'apanage des pays sous-développés. Ayant goûté aux promesses de la modernité, le regard rivé sur le futur et qui scrute l'horizon, l'homme moderne se croit déjà presque un demi-dieu, immortel (Alexandre, 2011). Il ne doute pas qu'il puisse être talonné par le spectre d'un autre âge. Le post-humanisme, l'insémination in-vitro, les greffes d'organes, la thérapie génique, l'homme hybride, la médecine de demain comme de nombreux sujets tournés vers le futur improbable nourrissent les forums et les débats entre sachants. Les pandémies n'étaient plus à l'ordre du jour, elles faisaient partie de l'histoire de la médecine et de l'humanité. Elles intéressaient les historiens des maladies (Bourdelais, 2003).

Éblouie par ses succès et ses prouesses techniques, la biomédecine se croyait trop puissante pour être surprise par une épidémie digne des temps révolus. Au début de la propagation du coronavirus à Wuhan en Chine, certains médecins et grands décideurs ne le prenaient pas au sérieux, ils l'appelaient *grippette*, d'autres le voyaient loin et pointaient du doigt la gestion rétrograde des autorités chinoises. La Chine est loin, non seulement géographiquement, mais aussi culturellement et historiquement. Sa puissance fulgurante est mal digérée par l'Occident. Elle, ancien pays colonisé, est perçue comme un arriviste voire un intrus dans le cercle restreint des grandes puissances.

L'épidémie n'est pas le lot de la mondialisation, l'histoire nous dit que de tout temps et en tout lieu sur Terre elle décimait des populations entières à l'image de la peste noire (Signoli, 2018) et de la grippe espagnole (Vinet, 2018). La globalisation accélère sa propagation et accentue ses effets. Aujourd'hui, le monde n'est pas un village comme nous avons l'habitude de le dire et de l'entendre, mais une toile d'araignée où le micro et le macro sont inextricablement et sensiblement tissés. Il suffit qu'au niveau de l'infiniment petit, au bout du monde, un fil soit rompu avec l'environnement au sens large du terme que l'infiniment grand tremble à l'autre bout. Entre l'infiniment petit et l'infiniment grand séparés par des distances incalculables, il n'y a visiblement aucun lien direct, mais une chaîne de répliques et de dégâts lourds de conséquences. Désormais, on ne peut plus vivre comme une monade, chacun égoïstement dans sa zone de confort, mais toute partie aussi minime soit-elle a toute sa place pour le meilleur et pour le pire dans le puzzle mouvant du vivant. Par conséquent, le sens de la responsabilité a changé, il n'y a plus d'acte individuel proprement dit, dès lors que chaque geste singulier engage le destin du monde. Puisque c'est ainsi, on attend de l'homme qu'il réponde, dans chacun de ses actes, de son humanité en symbiose avec l'environnement au même titre qu'il est le garant de son individualité. La responsabilité collective est aussi exigée dans le combat contre la pandémie. C'est en vertu de ce principe que celle-ci est battue et que l'humanité triomphera des grands problèmes qui la menacent.

La société algérienne à l'épreuve de la Covid-19

La Covid-19 bouscule la société algérienne

Une pandémie n'est pas une maladie comme les autres, au-delà de l'affection elle-même, elle fait resurgir le spectre de l'ennemi, ressuscite les théories du complot (Bottemanne, 2022) et véhicule des métaphores. La Covid-19 s'avère une épidémie vorace, elle s'attaque aux jeunes, aux vieux, aux femmes, aux hommes, aux pauvres et aux riches partout dans le monde, elle fait loger les miséreux à la même enseigne et renvoie les personnes huppées chacune à sa condition singulière. En Algérie, elle est arrivée à un moment charnière où la confiance est rompue entre le peuple et le pouvoir. Depuis le 22 février 2019, les gens sortent en masse chaque vendredi, les étudiants le mardi, pour revendiquer des changements profonds. Ni les fluctuations du temps, ni les arrestations de manifestants n'ont raison de la grogne populaire.

Comme un métronome, l'insurrection a duré plus d'une année. Pareille épidémie est une aubaine inespérée venue au secours du régime en place, lequel ni ne sait sur quel pied danser ni venir à bout du mouvement populaire (*Hirak*) inédit et embarrassant. Les épidémies consolident parfois la gestion autoritaire et mettent les démocraties à rude épreuve. Dans ces circonstances de crises en tout genre, au début de la pandémie, le discours contraignant les gens à se confiner s'avérait inaudible. Nombreux sont ceux qui remettaient en cause l'existence de l'épidémie et pensaient qu'elle était un alibi du pouvoir pour briser l'élan du *Hirak*. À cela s'ajoute une symptomatologie pour le moins déroutante qui va de l'absence de signes cliniques à des manifestations bouleversantes. Les cas asymptomatiques alimentent la suspicion.

À bout de souffle, le système de santé algérien ne peut ni faire face à une crise sanitaire telle que la Covid-19 dans sa forme grave, ni supporter une médecine de pointe à l'instar des transplantations d'organes post-mortem, promise il y a bien longtemps et à chaque fois remise aux calendes grecques. L'Algérien ordinaire est renvoyé à son système immunitaire, bardé de recettes traditionnelles et, comme toujours, les démunis paient de leur corps[1]. À

---

[1] Voir *Le Marchand de Venise* de W. Shakespeare.

Dans l'un des contes kabyles, que je tiens de la mémoire orale, un jeune s'éprend de la fille du sultan. Pour mériter la main de celle-ci, il s'engage dans un long périple. Comme épreuve, le sultan a exigé de lui apporter les pommes de jouvence, celles qui rajeunissent les vieux. Elles se trouvent au-delà des sept mers, là où les montagnes se touchent. Le conte met ici l'accent sur le pays mystérieux et improbable, car un proverbe kabyle dit que « Seules les montagnes ne se rencontrent jamais ». Éploré, le prétendant est assis sur un rivage face à la mer au moment où un gigantesque poisson apparaît devant lui et s'enquiert de son sort. L'amoureux triste lui raconte son histoire et le géant des mers propose de le transporter dans cette merveilleuse contrée à condition de le nourrir de viande durant le voyage. Le marché est conclu entre les deux et le rendez-vous est fixé pour le défaut d'avoir une organisation de soin efficace en mesure d'assurer des prestations de qualité, on conseille aux gens de renforcer leurs défenses immunitaires en espérant ainsi éviter la surcharge des hôpitaux. Des praticiens professionnels contraints d'être au four et au moulin, avec les moyens du bord et au péril de leur vie, prennent en charge des personnes en danger de mort. N'en déplaise aux médecins cathodiques qui font la promotion du système de santé moribond, la prise en charge médicale des dirigeants algériens dans les pays développés est un cuisant désaveu de la médecine algérienne et, par extension, de toutes les institutions de l'État.

La peur collective suscitée par les pandémies est propice aux rumeurs et aux interprétations irrationnelles : le virus n'existe pas, il est créé par un laboratoire pharmaceutique, par des puissances indéfinies, il est destiné à décimer les populations en l'occurrence musulmanes... La méconnaissance du virus et la division des scientifiques au sujet de son traitement alimentent des affirmations fallacieuses. Toutes les recettes sont les bienvenues pour affronter cet ennemi biologique et

---

lendemain matin. Le soupirant revient chez lui, sacrifie un mouton, le découpe en 20 gros morceaux et les met dans un sac. Le jour d'après, le sac de viande sur l'épaule, il se dirige vers le rivage où l'attend le gros poisson. Celui-ci le met sur son dos et fend la mer à toute vitesse. À chaque cap franchi, comme convenu, il ouvre la bouche et l'homme y jette une portion. Ainsi de suite jusqu'au dernier cap, le héros saisit la dernière part, mais à la suite d'un geste maladroit elle lui échappe et tombe dans le large. Aussitôt, il coupe une tranche de sa cuisse et la jette dans la gueule du monstre qui ne saura attendre. Il l'avale d'un trait, fait une grimace et dit : « Cette viande est différente des autres, elle est salée ». L'homme lui avoue ce qui s'est passé et le gros poisson lui répond : « Tu as bien fait, sinon je t'aurais jeté au milieu des mers ». Ce conte nous enseigne que toute personne dépourvue d'actifs n'a que son corps comme réserve de valeur. Le pauvre paie de son corps et de son temps. Autrement dit, les riches font payer les pauvres par leur corps et leur temps.

invisible, elles vont des plantes médicinales, des huiles essentielles, à la foi et aux gestes superstitieux. Quoi qu'il en soit, l'interprétation profane et religieuse n'est pas le propre des épidémies. Elle est toujours active même au sein de la population instruite. L'évolution de la médecine moderne a certes réduit le champ d'action de la médecine traditionnelle, mais elle n'a pas mis fin à ses pratiques. La médecine populaire est omniprésente dans la société, elle est mobilisée dans toutes les maladies et elle concurrence la médecine savante même dans les cabinets médicaux. À chaque fois que ma mère consulte un médecin pour une quelconque maladie, elle rentre à la maison avec deux ordonnances. L'une est prescrite par le médecin. Palpable, elle déroule un traitement, à prendre sur plusieurs jours voire plusieurs semaines, consigné sur un bout de papier blanc, froid, dont l'écriture est indéchiffrable. Entre le hiéroglyphe médical et ma mère, il y a les frontières muettes qui séparent la culture savante des cultures populaires, et aussi deux imaginaires difficilement conciliables. Ma mère revient souvent dépitée, sceptique quant à l'efficacité du papier. Elle est renvoyée de la salle de consultation, après une longue attente, au bout de quelques minutes et n'a pas eu le temps de poser toutes ses questions ni d'avoir de réponses à certaines interrogations exposées. Les explications du médecin sont souvent lapidaires, comme si le diplôme, la légitimité de son savoir le dispensait d'en dire davantage pour éclairer le malade. Pourtant, la représentation que le patient se fait du traitement, y compris son efficacité, est dépendante de la qualité de la relation de soin nouée avec le médecin.

L'autre recette promet beaucoup plus que la première, elle est recommandée par une patiente zélée, venue comme elle consulter et avec laquelle et tant d'autres elle a échangé pendant plusieurs heures en salle d'attente, contrairement à la consultation expéditive avec le soignant. Cette prescription informelle est apprise par cœur, comme une formule magique, arguments à l'appui car unetelle l'a essayée et a été guérie d'un coup, *dharba wahda* comme on aime le dire, et conformément au dicton populaire « mieux vaut demander l'avis de l'expérimenté que celui du médecin ». Le lendemain, elle se met à chercher les ingrédients pour préparer la panacée. Le recours à la médecine des plantes dite arabe, avec toute la résonance ésotérique de ce mot, exprime la quête du miracle. Contrairement au silence de la médecine moderne, la médecine populaire est éloquente, elle développe une rhétorique très riche et fait jaillir du sens. Elle englobe tout le réservoir sémantique du patient : symboles, plantes naturelles, espace, temps, sacré, croyance... Le tout est au diapason avec l'univers du patient et conforme à la nostalgie du bon vieux temps, le retour à la nature et à la religion pure. La belle époque dont on dit qu'il y avait peu de maladies au regard d'aujourd'hui, du moins on ne savait pas les nommer, et dans la conviction de chacun l'innommable n'existait pas.

La déconstruction de l'évidence sociale

La Covid-19 détricote la texture de l'évidence sociale. Se toucher la main, s'embrasser, se rapprocher, s'échanger des visites et toutes les interactions sociales s'avèrent dangereuses. La main, à l'image de celle de *Fatma* est censée être protectrice. La main dans la main symbolise l'entraide et scelle un pacte conclu entre des braves... Subitement, la main se retrouve dépouillée de toute sa richesse symbolique et se réduit à la transmission des virus. Le visage, aussi sous le prisme de la pandémie, est engagé dans une confrontation binaire et malsaine : soit il est vulnérable, soit il est agresseur. Cacher le visage pour l'Algérien du nord est une lâcheté. Seulement ceux qui ont des choses à se reprocher n'osent pas se montrer. Le

visage est une caution sociale. Dans de nombreux litiges où les antagonistes ne parviennent pas seuls à un arrangement, on fait appel à une tierce personne respectable. Souvent la victime renonce à son dû, ou bien le fautif reconnaît ses torts et accepte l'arbitrage uniquement en respect du visage du médiateur (*li wadjh, iw udem*). Le visage est un liant social, son intercession permet ainsi de parvenir à des accords là où les conflits débouchent sur des impasses. Dans une société où le visage, surchargé de sens (Le Breton, 2022), compte tant dans les interactions sociales, le masque est synonyme de perte de la face et de muselage. Il suscite des sentiments d'ambiguïté, bouscule la pyramide symbolique bâtie autour du visage et provoque au sein de la population des malaises personnel et social.
La Covid-19 non seulement imposait la distance physique, mais aussi la distanciation sociale. Il suffit de tousser ou d'éternuer pour que les gens vous fuient. En Algérie, nous n'avons jamais vu un malade alité à la maison ou hospitalisé sans visiteurs, tout comme il est invraisemblable d'imaginer qu'un défunt soit enterré par les pompiers en l'absence de vraies funérailles. L'inconcevable s'est produit pendant la Covid-19. Celle-ci a brisé bien des liens sociaux et a stimulé l'individualisme rampant malgré les mouvements de solidarité sporadiques. Ces dernières années, les relations sociales se sont certes distendues, la société s'individualisant et s'acheminant vers le chacun pour soi, à l'exception des enterrements. Autant il y a de moins en moins de monde dans les mariages, autant il y a de plus en plus de gens aux funérailles. Il suffit d'entendre qu'untel est décédé pour que les gens, sans lien de parenté ou d'amitié, se rendent en masse à son enterrement. L'affluence ne rime pas avec davantage de recueillement, malgré la ferveur religieuse connue ces derniers temps, les obsèques comme tous les

rituels religieux ou profanes n'échappent pas au culte de l'apparence. On dit naturellement qu'il y a beaucoup de monde pour tel défunt, comme s'il s'agissait d'une star se produisant sur scène. L'image s'empare des pratiques sociales, de la naissance à la mort, avec le cynisme du rigorisme de l'extériorité.

Comme aucune autre maladie, la Covid-19 reconfigure la répartition de l'espace social. Soumis à la division sexuelle, celui-ci était réparti en deux pôles : le dedans et le dehors. Ce dernier revenait à l'homme tandis que la femme devait tenir la maison. Avec la scolarisation, l'industrialisation et le consumérisme qui exigeait deux salaires pour subvenir aux besoins du foyer, la gent féminine a conquis des pans de liberté à condition d'avoir une raison socialement valable de sortir comme pour aller à l'école, à l'université, au travail… Les astreintes auxquelles elle est soumise et le harcèlement moral et sexuel sur son passage pour rejoindre ces lieux dénotent que l'espace public lui est toujours hostile…

L'homme qui s'abstient de sortir de la maison attire les soupçons : que fait-il, est-il malade… ? La Covid-19 a contraint l'homme à cohabiter avec la femme dans un espace, souvent exigu, réservé aux femmes dans la journée. La virilité s'exerce à la maison et se mesure dans les échanges que les hommes entretiennent entre eux, c'est-à-dire dehors. La Covid-19 a chassé l'homme de son espace habituel et elle l'a obligé à se réfugier dans celui des femmes. Sortir avec un masque ou rester à la maison, la pandémie a en quelque sorte efféminé l'homme. La nouvelle pandémie est personnifiée dans le discours quotidien, elle est du sexe féminin bien avant la décision de l'Académie française de fixer son genre, et elle a réussi là où la femme a échoué. L'homme émasculé ! Soit il reste cloîtré dans l'espace féminin, soit il sort à visage couvert comme le font certaines femmes. C'est dans cette impasse sémantique que l'humour prend le relais, celui-ci fait resurgir de l'imaginaire populaire des prouesses langagières pour panser les blessures symboliques. La Covid-19 s'avère un support d'autodérision par excellence, le confinement ayant suscité tant de parodies, de blagues et de chansons humoristiques. La drôlerie traduit le malaise social. Pour sortir de la difficulté d'être au monde, elle donne à la gravité une légèreté apparente (Le Breton, 2018).

C'est dans les moments de crise que l'homme puise le meilleur de lui-même. Les élans populaires de solidarité, surtout en Kabylie, concordent avec le souci de l'autre comme nouvel impératif de santé publique. Le souci de soi est important, mais désormais insuffisant. Dans les épidémies, la santé de tous prévaut sur la santé individuelle. Paradoxalement la protection des autres contraste avec le maintien des liens sociaux, elle s'exerce dans la distanciation sociale et la distance physique : porter le masque, ne pas se toucher la main, rester chez soi… « Je reste chez moi pour sauver des vies », « Ma santé est secondaire au regard de celle de mes parents, vieux et fragiles », disent les jeunes. « Nous avons vécu notre vie, le coronavirus ne nous fait pas peur, mais nous avons peur pour nos enfants et petits-enfants », disent les personnes âgées. Ces messages de solidarité exprimés comme des crédos ostensibles portent de prime abord très haut l'idée de la conscience collective. Le sauvetage déclaré des vies par le port du masque et la distance, semble accessible à tout le monde, est moins assumé sur le terrain. Bien que facile, le sauvetage des vies étant d'ordinaire un acte héroïque exigeant courage et sacrifice, la promesse du souci de l'autre s'use avec le temps. Elle éclate face à l'image de la brebis galeuse. De nombreuses personnes et familles présentant les symptômes de la Covid-19 cachent qu'elles sont atteintes de peur d'être étiquetées de contagieuses, et continuent à mener une vie sociale comme si de rien n'était. La honte de soi développe des comportements individualistes et sacrifie les sentiments philanthropiques ; l'altruisme de circonstance mis à l'épreuve de dépassement de soi est vite écarté par l'égoïsme dormant.

Un détour par la méthodologie

Pour illustrer une question d'ordre méthodologique, je me permets d'emprunter un détour par la psychanalyse. Naturellement il ne s'agit pas ici de faire son procès, mais de la prendre comme prototype de méthode curative focalisée sur la cause, et de la comparer à la médecine, une discipline proche avec laquelle elle se partage la pratique thérapeutique, mais cette dernière s'est détournée de l'impératif causal pour se tourner vers le présent, d'où son efficacité d'une part et l'échec de la psychanalyse d'autre part.

Autant je reconnais à la psychanalyse le mérite d'avoir mis la subjectivité au cœur de la relation de soin et conceptualisé le rapport soignant-patient, autant je constate qu'elle est ankylosée par la recherche vaine de la cause, à fortiori toujours sexuelle. La recherche de la cause, peu importe sa nature, est une fausse piste et une erreur épistémologique car l'effort, même associé au temps long, ne débouche guère sur une vraie cause ni une cause unique et, si d'aventure on met le doigt là où le bât blesse, le secret de la guérison ne réside pas dans la cause décelée. Il ne suffit pas d'interpréter l'agent déclencheur pour que le malade se sente mieux. Le facteur déclenchant retrouvé est souvent encombrant et peu efficace dans la cure ; en revanche, son intérêt n'est pas négligeable dans la prévention, en épidémiologie comme en santé publique.

De même que je suis très critique à l'égard d'une certaine pratique médicale trop objective, hyper-technique, celle qui fait abstraction du sujet et prend le corps comme un ensemble d'organes… je reconnais toutefois à la médecine son génie et son pragmatisme. Avant même que la Covid-19 ne divulgue tous ses secrets, que beaucoup de questions persistent et nombreuses zones d'ombre restent inexplorées, les médecins proposent un vaccin. L'ignorance de tous les tenants et les aboutissants de la chose, la méconnaissance du fameux agent déclencheur et du mécanisme par lequel il s'est propagé à l'homme n'empêchent pas les scientifiques de proposer une solution. Se focaliser sur la cause, comme l'aurait conseillé la psychanalyse, pour envisager une solution, nous aurait entraîné dans une quête sans fin du fameux pangolin dans les brousses de l'inconscient et, au bout du compte, peut-être nous l'aurions trouvé après de nombreuses années de recherche. Mais, avant de le retrouver, l'humanité aurait déjà été décimée par la faim, la maladie ou par la peur. Ni *l'Homme aux loups* ni *l'Homme aux rats* n'ont été guéris par la psychanalyse (Borch-Jacobsen, 2022), pas plus que *l'Homme au pangolin* ne serait guéri par l'acharnement causal.

Même si la médecine moderne n'était pas préparée aux pandémies et que le soin basé sur la prise en charge du patient montrait ses limites, le pouvoir biomédical, déjà immense, est renforcé par la crise. C'est la médecine qui y était au premier plan face à l'épidémie, et c'est elle qui délivrera l'humanité. La gestion de la crise est pensée à l'aune de la capacité d'accueil (des lits disponibles) des services de réanimation. L'économie, selon les pays, est parfois un paramètre d'équilibre (France), parfois un pivot de gestion de la crise (USA, Brésil).

D'ordinaire, dans le traitement des maladies, les vaccins arrivent bien après les médicaments, cette fois-ci la tendance est renversée, ce qui fait encore une fois la singularité de la Covid-19. La logique vaccinale, où l'égoïsme et l'altruisme se rejoignent, s'appuie sur le principe de solidarité. On est censé se faire vacciner pour soi-même et aussi dans l'intérêt collectif, même quand on n'est pas un sujet à risque. Le souci de l'autre est nécessaire pour la réussite de la campagne vaccinale. Ainsi vaincre la pandémie va de pair avec la cohésion sociale et l'élan philanthropique.

Bibliographie

Alexandre L., *La mort de la mort : comment la technomédecine va bouleverser l'humanité*, Paris, Jean-Claude Lattès, 2011.

Bardet J.-P., Bourdelais P., Guillaume P., Lebrun F., Quétel C. (sous la dir. de), *Peurs et terreurs face à la contagion*, Paris, Fayard, 1988.

Borch-Jacobsen M., *Les patients de Freud. Destins*, Auxerre, Sciences Humaines Éditions, 2022.

Bottemanne H., « Théories du complot et COVID-19 : comment naissent les croyances complotistes ? », *L'Encéphale*, vol. 48, n°5, 2022.

Bourdelais P., *Les épidémies terrassées : une histoire des pays riches*, Paris, la Martinière, 2003.

Chapon N. (sous la dir. de), *Le confinement, Genèse, impacts et controverses*, Presses universitaires de Provence, 2022.

Herzlich C., Pierret J., *Malades d'hier, malades d'aujourd'hui. De la mort collective au devoir de guérison*, Lausanne, Payot, 1984.

Le Breton D., *Des visages : une anthropologie*, Paris, Métailié, 2022.

Le Breton D., *Rire Une anthropologie du rieur*, Paris, Métailié, 2018.

Lombard J., Vandewalle., *Philosophie de l'épidémie, le temps de l'émergence,* Paris, L'Harmattan, 2020.

Mazzocchetti J., Laurent P.-J., *Dans l'œil de la pandémie, face à face anthropologique*, Academia-L'Harmattan s.a. 2021.

Signoli M., *La peste noire*, Paris, PUF, 2018.

Selim M. (sous la dir. de), *Anthropologie d'une pandémie*, Paris, L'Harmattan, 2020.

Vinet F., *La grande grippe : 1918, la pire épidémie du siècle : histoire de la grippe espagnole*, Paris, Vendémiaire, 2018.

Présentation des auteurs par ordre alphabétique

Esther Gloria Acosta Suárez est infirmière-enseignante. Elle est licenciée en anthropologie sociale et culturelle, titulaire d'un DEA en anthropologie de la santé de l'UCAM (Murcia/Espagne) et docteur en sociologie de l'Uds (Université de Strasbourg). Elle est professeur titulaire d'université à l'ULPGC (Espagne), adscrite au département de soins infirmiers et chercheuse associée à l'UMR-7367 Dynamiques européennes de l'UdS dans la thématique « Corps et dynamiques conflictuelles en Europe ». Ses recherches portent notamment sur le vécu des personnes en situation de maladie cancéreuse et les diverses facettes qui en découlent. Elle travaille également sur les soins et la relation corps-musique.

Andrés Alvarez est docteur en sciences politiques et sociales. Il est titulaire d'une maîtrise en études politiques et sociales et d'une licence en sociologie de l'Université Nationale Autonome du Mexique (UNAM). Il a fait des séjours doctoraux à l'Université de Strasbourg en 2015, 2017 et 2018, sous la supervision de David Le Breton. Il a été assistant de recherche au PIEG/centre d'études sociologiques/El Colegio de Mexico (EL COLMEX), et actuellement il est professeur de sociologie à la faculté des sciences politiques et sociales (FCPyS) de l'UNAM.

Naoual Dahmani est enseignante à la faculté des sciences humaines et sociales à l'UMMTO, Université Mouloud Mammeri à Tizi-Ouzou. En parallèle, après avoir obtenu un magistère en anthropologie, elle prépare une thèse de doctorat en anthropologie du corps sur les pratiques corporelles chez les femmes kabyles (Algériennes). Ses domaines de recherches sont : l'apparence, les pratiques d'embellissements, les pratiques sportives, le hammam, les salles de remises en forme, l'évolution des techniques du corps…

Hélène Jeannin est docteur en sociologie des arts et médias de l'Université Paris III Sorbonne-Nouvelle. Elle est sociologue au sein du département de recherche en sciences humaines et sociales d'Orange, dans la région parisienne. Ses travaux portent sur des sujets prospectifs et émergents en lien avec la technologie (surveillance, corps augmenté, intelligence artificielle et éthique, numérique…) selon une approche transdisciplinaire croisant plusieurs angles de vue, allant de l'analyse concrète de pratiques jusqu'à l'imaginaire, les représentations, ou l'histoire des techniques.

David Le Breton est professeur émérite de sociologie à l'Université de Strasbourg, membre de l'Institut universitaire de France et de l'Institut des études avancées de l'Université de Strasbourg (USIAS). Auteur de nombreux livres, entre autres : *Anthropologie du corps et modernité* (PUF), *Anthropologie des émotions : être affectivement au monde* (Payot), *La saveur du monde : une anthropologie des sens* (Métailié), *La chair à vif : de la leçon d'anatomie aux greffes d'organes* (Métailié), *La sociologie du risque*, (PUF), *En souffrance : adolescence et entrée dans la vie* (Métailié), *Des visages : une anthropologie* (Métailié)…

Andrei Mihail est anthropologue et enseignant à L'École Nationale d'études politiques et administratives de Bucarest, et à la Faculté de sociologie et services sociaux de l'Université de Bucarest. Il est docteur en anthropologie médicale. Sa thèse est dédiée aux expériences subjectives des personnes qui ont subi une greffe rénale. De plus, il a travaillé dans d'autres projets de recherche concernant des maladies problématiques pour les patients roumains, comme la tuberculose ou le cancer des enfants. Ces dernières années, ses intérêts académiques sont aussi tournés vers les pratiques sociales du sport. En 2018 il a bénéficié d'une bourse *João Havelange* accordée par le Centre international d'études du sport de Neuchâtel pour révéler les histoires sociales des anciennes infrastructures sportives ouvrières de Bucarest. Depuis, il suit les transformations du sport de masse et l'impact du développement capitaliste de la ville sur ces pratiques.

Ali Recham, docteur de l'Université de Strasbourg, est professeur de sociologie à l'UMMTO/Algérie et chercheur associé au GRAS/Oran. Il est entre autres diplômé en psychologie, en santé publique et en management des organismes sanitaires et sociaux. Auteur notamment du livre *De la dialyse à la greffe. De l'hybridité immunologique à l'hybridité sociale* (L'Harmattan). Ses domaines de recherche sont : les maladies chroniques, les greffes d'organes, la bioéthique, le handicap, l'obésité, les pratiques corporelles, le médico-social...

Nabila Sadi est maîtresse de conférences au département de langue et cultures amazighes de l'Université Mouloud Mammeri de Tizi-Ouzou. Elle obtient, en 2011, un magistère en littérature amazighe sur l'expression de l'identité dans le roman *Tafrara* de Salem Zenia. Elle soutient son doctorat en 2019 autour de la problématique de l'écriture romanesque en langue kabyle. Ses travaux sont essentiellement axés sur la problématique des genres littéraires amazighs ainsi que sur la poétique des textes littéraires. Elle s'intéresse, parallèlement, à des problématiques de nature anthropologique comme la question du corps et de l'alimentation.

Table des matières

Structures éditoriales du groupe L'Harmattan

L'Harmattan Italie
Via degli Artisti, 15
10124 Torino
harmattan.italia@gmail.com

L'Harmattan Hongrie
Kossuth l. u. 14-16.
1053 Budapest
harmattan@harmattan.hu

L'Harmattan Sénégal
10 VDN SICAP AMITIE 3
BP 45034 Dakar-Fann
direction@senharmattan.com

L'Harmattan Cameroun
Tsinga/Derrière polyclinique FECAFOOT
BP 11486 Yaoundé
Jacques.koukam@harmattan.fr

L'Harmattan Burkina Faso
Villa 281, secteur 23 623, rue 14.32
Ouagadougou
zagbie@outlook.fr

L'Harmattan Guinée
Almamya, rue KA 028 OKB Agency
BP 3470 Conakry
harmattanguinee@yahoo.fr

L'Harmattan RDC
185, avenue Nyangwe
Commune de Lingwala - Kinshasa
matangilamusadila@yahoo.fr

L'Harmattan Congo
219, avenue Nelson Mandela
BP 2874 Brazzaville
deunovmikhael@gmail.com

L'Harmattan Mali
Immeuble Mgr Jean Marie Cissé
Aci Hamadallaye
BP 145 Bamako
syllaka@yahoo.fr

L'Harmattan Togo
Djidjole - Maison Amela
face EPP BATOME
02 BP 20680 Lomé
didieramela11@gmail.com

L'Harmattan Côte d'Ivoire
Résidence Karl - Cité des Arts
Abidjan-Cocody
03 BP 1588 Abidjan
harmattan.ivoire@gmail.com

L'Harmattan Bénin
Rue 604, (Immeuble à l'entrée
de la rue UCAO- Cite de Saint-Jean)
Cotonou
stepcorpus@gmail.com

Nos librairies en France

Librairie internationale
16, rue des Écoles
75005 Paris
librairie.internationale@harmattan.fr
01 40 46 79 11
www.librairieharmattan.com

Librairie des savoirs
21, rue des Écoles
75005 Paris
librairie.sh@harmattan.fr
01 46 34 13 71
www.librairieharmattansh.com

www.ingramcontent.com/pod-product-compliance
Lightning Source LLC
LaVergne TN
LVHW010953061026
849535LV00006B/1698
* 9 7 8 2 3 3 6 5 2 7 9 7 0 *